AF377379

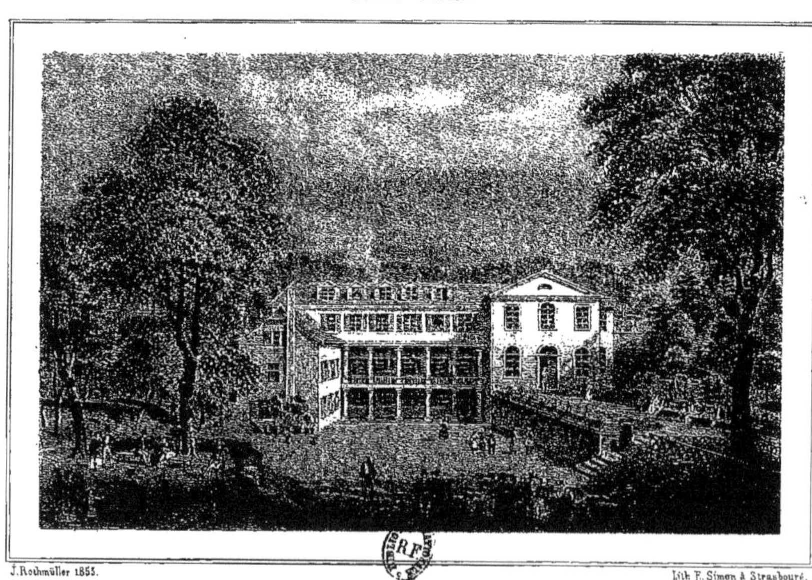

J. Rothmüller 1855.

Lith F. Simon à Strasbourg.

NOTICE

SUR LES

EAUX ACIDULES-ALCALINES

ET FERRUGINEUSES

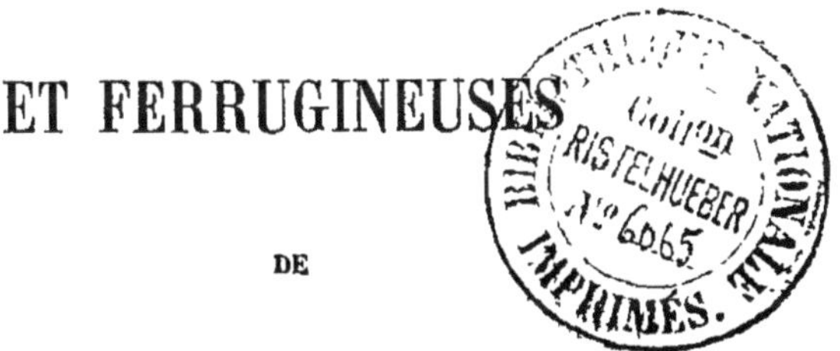

DE

SOULTZBACH (HAUT-RHIN) — FRANCE.

PAR

Le docteur AIMÉ ROBERT,

DE STRASBOURG.

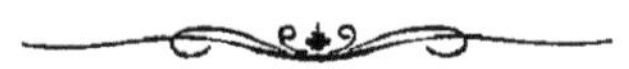

STRASBOURG,

CHEZ DERRIVAUX, LIBRAIRE, RUE DES HALLEBARDES, ET CHEZ
LE ROUX FILS, PLACE GUTTENBERG.

COLMAR,

CHEZ J.-B. GENG, LIBRAIRE, PLACE-NEUVE, ET CHEZ HELD-BALTZINGER,
LIBRAIRE, GRAND'RUE.

Colmar, Imprimerie et Lithographie de Mme veuve Decker.

AVANT-PROPOS.

L'eau *acidule*, *alcaline* et *ferrugineuse* de Soultzbach est connue depuis 1603. Au siècle dernier, elle jouissait d'une grande vogue, plus tard elle tomba dans un oubli presque complet par suite de circonstances diverses.

Depuis une dixaine d'années au plus, cette source jouit de nouveau d'une faveur méritée, et tout fait espérer que cet élément de prospérité pour le pays ne fera qu'augmenter. C'est sous l'empire de cette idée que nous avons entrepris ce faible travail; nous sommes heureux d'avoir rencontré dans Monsieur le professeur Oppermann le concours qu'un homme de science pouvait nous assurer; nous saisissons avec plaisir cette occasion pour rendre un hommage public au travail aussi aride que consciencieux, dont il a bien voulu se charger, en faisant l'analyse chimique de l'eau qui nous occupe.

Les avantages offerts par la situation topographique et la fort bonne tenue de l'établissement des eaux de Soultzbach, lui assurent une supériorité marquée sur d'autres établissements analogues. D'un autre côté, l'activité et l'efficacité incontestable de ces eaux dans un grand nombre de maladies, les placent au *premier rang des eaux gazeuses*, et leur assurent une place honorable parmi les eaux alcalines et ferrugineuses de la France et de l'Etranger (voir notre tableau comparatif chap. VI, p. 20). Aussi avec de tels éléments de succès, Soultzbach est-il en voie de progrès, et les médecins et les malades voient maintenant qu'ils auraient tort d'aller chercher au loin et à grands frais ce qu'ils trouvent dans notre pays.

Ce ne sont plus seulement des Alsaciens qui fréquentent Soultzbach, mais on y rencontre encore de nos compatriotes de l'intérieur, et même des étrangers.

En publiant cette notice, notre but est d'attirer l'attention de nos confrères sur les qualités éminemment curatives des eaux de Soultzbach. Nous reconnaissons toute l'imperfection de notre travail, et les lacunes nombreuses qui s'y trouvent; mais *les limites qui nous ont été imposées*, nous ont empêché de donner à certains chapitres tout le développement convenable, tandis que nous nous sommes peut-être trop étendu sur des sujets moins importants. Puissions-nous, malgré ces nombreux défauts, rencontrer des critiques bienveillants en raison de ces circonstances et être assez heureux pour avoir contribué à la prospérité d'un établissement français digne sous tous les rapports de l'intérêt de nos confrères.

A. ROBERT,
docteur-médecin.

Strasbourg, le 1er mars 1854.

Chapitre Ier.

DÉCOUVERTE ET HISTOIRE DE LA SOURCE.

La source de Soultzbach est située à 200 mètres de la petite ville
dont elle prend le nom. Elle jaillit d'une montagne granitique, appelée
l'*Oberfeldwald*. Cette source fut découverte en 1603. Les auteurs qui
ont écrit depuis Mézius (1616) font tous coïncider son apparition avec
la disparition d'une source acidule ferrugineuse située à Geberschwihr,
de l'autre côté de la montagne. Cette source se trouvant liée, par son
histoire, à celle dont nous parlons, nous citerons trois auteurs qui
s'en sont occupés. Gunther d'Andernach ([1]), qui écrivit sur ces eaux
en 1565, les recommande dans les maladies du bas-ventre, des reins,
dans les ulcères sordides et les maladies de la peau.

Théodore Tabernæmontanus célèbre aussi ces eaux, et Schœpflin,
dans son *Alsatia illustrata*, dit *: que si la vertu de ces eaux était aussi
grande que le disent les auteurs, ils est vivement à regretter que la
source en soit tarie.*

Nous ne pouvons mieux faire que de laisser parler Mézius ([2]) sur la
découverte de la source de Soulzbach. Nous devons à l'obligeance de
M. le professeur Kirschleger la traduction des passages intéressants

---

([1]) *Joannis Guintherii Andernaci medici, commentarius de balneis et aquis
medicatis. Argentorati* 1565. *Art. Gebersweyer p.* 130.

([2]) *Sultzbachischen Haylquellbrunnens Vortrag, oder kürtzlicher Bericht etlicher newerfundenen Saurbrunnen zu Sultzbach in dem berümbten volkreichen
St. Gregoriithaal, elsässischer Landtschaft gelegen, sambt beygefügter kraftreichen Würckung und derselben ordenlichem Gebrauch etc. Durch Joannem Jacobum
Mezium, Alsatotabernatem med. doctorem Reipublicæ Friburgensis Brisgoiæ po-*

que nous donnerons dans le cours de ce travail, ainsi que l'analyse succincte de cet ouvrage. Le sujet serait peut-être mieux placé à l'article bibliographie, mais nous n'avons pas cru devoir le séparer de l'historique de la source.

« La notice de Mézius se compose d'une dédicace à MM. les dynastes « de *Schauenbourg* de Herlisheim, auxquels l'empereur d'Allemagne, « archiduc d'Autriche, avait donné Soultzbach en fief. Dans cette dé-« dicace, Mézius dit : que c'est par les puissants seigneurs de Schauen-« bourg qu'il a été appelé à examiner ces eaux et à faire un rapport « sur leurs vertus.

« Le chapitre 1er est intitulé : *de la remarquable prérogative et de la* « *situation des eaux minérales de Soultzbach*. Il y a quelques années, « dit l'auteur, qu'on a découvert ces eaux dans l'agréable, célèbre « et fortuné val de St.-Grégoire. Soultzbach est une petite ville du « territoire autrichien, inféodée à la famille de *Schauenbourg*, repré-« sentée dans ce lieu par un bailli. A quelques centaines de pas der-« rière cette ville on avait trouvé des minerais de fer, et en en pour-« suivant la recherche, on tomba sur une source d'eau acidule. Par les « soins de la famille de Schauenbourg, par ceux du bailli et du con-« seiller Beck, représentant les Rappoltstein à Wihr, on établit plu-« sieurs auges en pierre de taille, une autre en madrier de chêne « pour recevoir ces eaux.

« Plusieurs hôtels s'élevèrent dans la ville, et on chercha dans des « tendelins l'eau destinée aux bains.

« Vient ensuite l'apologie de ces eaux; c'est, dit l'auteur, un mé-« dicament des plus précieux que la providence ait pu accorder à ces « heureuses contrées.

« Il y avait d'abord une seule source qui reçut des habitants le nom « de *source de l'Archiduc*, parce que l'archiduc Léopold en fit long-« temps usage dans une maladie grave. Mais cette source fut bientôt « mélangée d'eau douce et perdit ses qualités. A la droite de celle-ci « sourdit une autre source plus forte et plus acidule, elle prit le nom

---

liatrum ordinarium. — Gedruckt zu Freyburg im Breyszgau bei Martin Böcklers seligen Wittwen, anno MDCXVI (1616).

(Traduction française). Prodrome de la source médicale de Soultzbach ou notice abrégée de quelques nouvelles sources d'eau acidule à Soultzbach, situé dans le célèbre et populeux val de St.-Grégoire, principauté d'Alsace, avec indication des effets médicamentaux et l'usage thérapeutique régulier de ces eaux.

« de *source des Ribeaupierre*. Le duc Eberhard de Ribeaupierre , ainsi
« que plusieurs seigneurs, en firent usage avec beaucoup de succès ,
« d'après les conseils et sous la surveillance de Mézius. Les nobles
« seigneurs avaient donné à cette fontaine le nom de *fontaine de l'encre*
« (Dintenbrunnen), à cause de sa saveur ferrugineuse fortement pro-
« noncée. »

Enfin Mézius règle l'usage de cette eau, indique les maladies dans
lesquelles elle est utile , etc.

Mais un fait constaté par lui, et sur lequel il revient souvent , c'est
le grand nombre de malades qui venaient alors demander à cette eau
le soulagement ou la guérison de leurs maux. Les nobles et même
les princes donnaient l'exemple.

Chapitre II.

DESCRIPTION DE LA SOURCE,

La source sourd à travers un mamelon de terre glaise (Boue glaciaire). En creusant jusqu'au fond de cette couche, qui peut avoir 20 à
25 mètres d'épaisseur, on arrive sur des minerais ferrugineux d'une
grande dureté ; j'en ai rapporté plusieurs échantillons qu'on a retirés
lors des derniers travaux, j'en donnerai la description à l'article
géologie. Les premiers réservoirs dont parle Mézius furent renouvelés
et améliorés en 1612 ou 1614. Ces réparations devinrent nécessaires
par la renommée toujours croissante de ces eaux et par l'affluence
des étrangers qui s'y rendaient des contrées les plus éloignées. Depuis
cette époque jusqu'à celle où Hausmann (1764) et Guérin (1769) écri-
vaient sur ce sujet, ces réservoirs subirent différents changements.
Ces sources sont au nombre de trois, et donnent par heure la quantité
d'eau suivante :

La grande source fournit	225 litres.
La petite source	120
La source des bains	120
Total	465 litres.

La quantité d'eau fournie dans les 24 heures peut être évaluée à
10,390 litres. D'après ce chiffre, on peut donc fournir aux baigneurs
un grand nombre de bains par jour. L'abondance de la source est la
même qu'il y a deux siècles et demi.

En 1708 la source fut recueillie dans une auge carrée en pierres de taille, et on construisit une halle, au-dessus de laquelle se trouva le logement du gardien ou des locataires de la source. (Les Schauenbourg avaient depuis longues années l'habitude d'affermer cette source). Il y avait en outre une petite salle qui servait d'abri aux baigneurs en temps de pluie. Ce bâtiment, très-médiocre et très-réserré, ne renfermait point de logements pour les baigneurs, qui tous étaient obligés de se loger à Soultzbach; il existait encore dans cet état en 1818. Vers cette époque les Schauenbourg vendirent leur château seigneurial situé à Soultzbach, ainsi que la source à un bourgeois de cette petite ville. En 1820 celui-ci fit des changements à la halle qu'il divisa en deux parties et construisit dans l'une d'elles quelques cabinets de bains. Vû l'état de détérioration de la source, il entreprit à la même époque quelques changements et réparations, surtout aux parois du bassin; mais les résultats de ces travaux furent peu satisfaisants et ne repondirent pas à l'attente de l'entrepreneur. Les travaux entrepris à la source ne touchaient pas au réservoir même, construit en 1708, et qui est le même qui existe encore aujourd'hui.

Ce nouveau propriétaire fit en même temps construire un petit bâtiment qui forme une aile rectangulaire avec l'ancien, et y établit une dixaine de petites chambres pour loger les baigneurs. M. Boberieth fit son possible pour relever d'un abandon total les eaux minérales, et leur donner de nouveau la vogue méritée dont elles avaient joui au siècle dernier; mais ses travaux étaient insuffisants et ses efforts ne furent pas favorisés par les circonstances; il en fut trop découragé pour se décider à consacrer de nouveaux capitaux pour mettre l'établissement au rang qu'il occupe.

En 1842 la famille de Gonzenbach fit l'acquisition de la source, à cette époque le bâtiment de peu d'importance était dans un état de délabrement déplorable. La source même, point vital d'un établissement de ce genre, était presque tarie, le sol environnant était peu considérable, entièrement négligé et inculte, toutes ces causes réunies, malgré la renommée assez brillante dont jouissaient ces eaux du temps passé, furent la conséquence de leur abandon pendant de longues années.

Il y avait tout à faire pour réaliser le projet de relever ces eaux de leur état de marasme et les rendre de nouveau fréquentables au public. La famille de Gonzenbach l'entreprit. Elle augmenta d'abord par des acquisitions considérables les terrains qui entouraient l'établissement, et suivit un plan général, raisonné et arrêté pour l'exécution des travaux à faire, tant à la source qu'en constructions de bâtiments nouveaux en harmonie à leur destination. Les terrains environnants furent convertis en jardins potagers, en jardins anglais, en promenades charmantes, présentant aux baigneurs des points de repos et des échappées de vues très-pittoresques, sans même sortir de l'enceinte de cette propriété au milieu de laquelle se trouve placé le bâtiment principal avec une cour spacieuse, encadrée par des accidents de terrains variés et couverts d'une végétation luxuriante.

A dater de cette époque s'ouvrit une nouvelle ère pour l'établissement naissant de Soultzbach.

Des travaux notables furent exécutés à la source et lui ont donné une plus grande abondance et une nouvelle énergie en augmentant sa force gazeuse et par là même ses principes minéralisateurs.

Cette source se trouve convenablement située dans une partie du rez-de-chaussée du bâtiment principal où les étrangers viennent boire les eaux. Cette halle touche aux cabinets des bains augmentés de manière à pouvoir fournir une cinquantaine de bains dans la matinée.

De grands travaux exécutés dans les terrains environnants ont donné un développement très-avantageux au sol tant pour la salubrité que pour l'agrément.

La construction achevée jusqu'à ce jour présente une série de jolis appartements contenant une quarantaine d'excellents lits de maîtres ; de vastes salles et une grande galerie ouverte, donnant sur l'avenue et les jardins, et couverte d'un plafond supporté par une colonnade de pierres de taille. Cette galerie présente aussi l'agrément d'être en communication avec les salles et les pièces de logement du 1er étage, et de plein-pied avec les terrassements du sol qui forment les allées et les promenades autour du bâtiment.

Tous ces travaux exécutés avec intelligence et bonheur par les efforts des propriétaires actuels ont obtenu les suffrages unanimes du public et surtout de messieurs les médecins de Colmar, de Mulhouse et de Strasbourg.

A dater de cette époque la fréquentation de l'établissement des bains a repris et a augmenté considérablement. Des réunions nombreuses de la meilleure société du pays et de l'étranger, se donnent rendez-vous dans cette charmante contrée pendant la saison des bains.

Il règne dans la gestion de l'établissement et dans toutes ses parties un ordre et une propreté associés à un confortable qu'il est difficile de retrouver dans d'autres établissements de ce genre, et qui fait le charme de tous les baigneurs.

Les eaux minérales de Soulzbach qui sont maintenant expédiées dans tous les pays environnants, ont acquis de nouveau une célébrité bien méritée par leurs effets bienfaisants comme agent thérapeutique et comme accessoire d'une table confortable.

Le nombre des visiteurs a tellement augmenté depuis quelques années que malgré les ressources existantes de l'établissement, les baigneurs sont quelques fois obligés, faute de place, de se loger à Soultzbach où l'on trouve des logements convenables chez divers particuliers pour une trentaine de personnes, et c'est toujours par les soins des propriétaires des bains que les étrangers peuvent se procurer ces appartements.

Chapitre III.

HISTOIRE CHIMIQUE DE LA SOURCE.

Depuis l'époque de sa découverte jusqu'à la fin du siècle dernier, les auteurs qui ont traité ce sujet, ne se sont point occupés de l'analyse chimique, ou s'ils l'ont fait, c'est d'une manière superficielle et avec les idées presqu'alchimiques de leur époque. Il faut arriver jusqu'en 1764, époque à laquelle Hausmann [1] publia une thèse inaugurale remarquable sur l'eau de Soultzbach, avec une analyse aussi complète que possible pour le temps où il écrivait.

Après Hausmann vint Guérin [2], médecin distingué, qui dans sa thèse inaugurale sur les eaux minérales d'Alsace, consacra plusieurs pages à la source de Soultzbach. Il ne dit rien de nouveau concernant ses principes minéralisateurs. En 1784 le professeur Mieg [3], de Bâle, publia une petite monographie très-intéressante sur les eaux qui nous occupent, mais il n'ajoute rien aux données chimiques posées par Hausmann.

---

[1] *Acidularum Sultzbaciensium historia et analysis. Argent.* 1764.

[2] Dissertation *chemico-medica de fontibus medicatis Alsatiæ. Thèse inaug. Argent.* 1769.

[3] *Ueber die Eigenschaften und Gebrauch des Sauerwasser zu Soultzbach, von Achilles Mieg, der Arzenkunst, D^r médec. und professor in Basel. Basel* 1784.

Ce ne fut qu'en 1799 qu'une seconde analyse fut faite par M. Bartholdi [1]. En 1832 ce même chimiste répéta cette analyse avec son neveu, le docteur Kirschleger.

En 1845 M. Sacc, alors préparateur en chef de l'école de pharmacie de Strasbourg, fit une analyse qualitative et quantitative de ces eaux.

Toutes ces analyses se trouvent dans le travail de M. Oppermann, auquel nous renvoyons les hommes spéciaux qui voudraient consulter ces documents.

Chapitre IV.

> La chimie est pour les eaux minérales ce que l'anatomie est pour le corps humain ; mais elle ne saurait tout nous révéler C'est la physiologie des eaux qu'il faut approfondir : il faut les étudier dans leur état de vie et d'action. Chaque fontaine est le centre d'un travail dont on ne connait pas bien tous les phénomènes.
>
> Alibert. Prolégom. aphorist. XII.

PROPRIÉTÉS PHYSIQUES ET CHIMIQUES.

Nous croyons que l'analyse chimique est l'élement le plus essentiel et la base même d'un travail de ce genre. Aussi avions-nous l'intention de donner *in extenso* le travail remarquable et consciencieux de M. Oppermann, mais les bornes restreintes de cet opuscule nous empèchent à notre grand regret de réaliser ce projet. Au reste ce travail ne sera pas perdu pour la science, car la société du Muséum de Strasbourg, se propose de le publier dans ses annales.

Extrait de l'analyse.

L'eau de la source de Soultzbach est gazeuse, d'une limpidité parfaite, en toute saison, par quelque temps qu'il fasse, pétillante, d'une saveur légèrement ferrugineuse, faiblement salée ; acidule et piquante, elle chatouille les narines et titille très-agréablement les papilles de la langue. Sa saveur et son odeur, qui sont celles de l'acide carbonique, varient d'intensité suivant les conditions atmosphériques.

---

[1] Voir la thèse de M. Kirschleger : *Essai sur les eaux minérales des Vosges.* Strasbourg 1829.

Puisée à la source, il s'en échappe une très grande quantité de bulles de gaz avec une vive effervescence.

Température. Sa température est de + 10°, 5 C., elle ne se congèle jamais, même par les froids les plus intenses. Sa densité est de 1,002105.

« Les parois du bassin ainsi que les vases dans lesquels on con-
« serve l'eau de Soultzbach, se couvrent d'un dépôt brun-rougeâtre.

« Cette eau devient trouble à l'ébullition et donne un dépôt d'un
« aspect grenu. Évaporé au $1/4$ ou au $1/3$ de son volume primitif, le
« liquide qui surnage a une saveur et une réaction franchement alca-
« lines. Si l'on évapore jusqu'à siccité et si l'on calcine le résidu, il
« présente une teinte grisâtre ; il attire assez fortement l'humidité
« de l'air.

« Cette eau renferme des composés à base de potasse et de soude,
« et une très-faible quantité de lithine. Elle renferme aussi de l'acide
« carbonique, du chlore ou acide chlorhydrique et de l'acide sulfu-
« rique, de la silice, du fer, de l'alumine, de la chaux et de la magné-
« sie. On a pu constater dans le dépôt des traces d'acide phosphorique
« un litre d'eau = 1000 cent. cub., a laissé un résidu, qui, chauffé à
« 150°, pèse en moyenne 1ᵍʳ,658,402.

Dosage de la silice.

« Un litre d'eau sur saturé d'acide chlorhydrique, évaporé à siccité
« complète au bain-marie, et repris par l'acide a fourni un résidu
« qui, filtré, a donné après calcination, 0ᵍʳ,0565 de silice. Le résidu
« de 4ˡ,506, traité de la même manière, a donné silice 0ᵍʳ,2565,
« ce qui fait par litre, 0ᵍʳ,056624 et en moyenne 0ᵍʳ,056713.

Dosage du fer et de l'alumine.

« Nous avons nous-même recueilli de l'eau à la source dans des
« flacons bouchés à l'émeri, et remarqué qu'au bout de trois semaines
« à un mois, les parois s'étaient recouverts d'une couche ocracée
« assez forte.

« Après avoir aiguisé la liqueur renfermée dans un de ces flacons,
« d'une quantité d'acide chlorhydrique suffisante pour dissoudre tout
« le dépôt, on en a traitée ensuite un litre à chaud par l'acide nitrique,
« puis neutralisé par l'ammoniaque et précipité par le sulfure am-
« monique. »

« Ce précipité, redissous après lavage dans un mélange d'acide chlor-
« hydrique et d'acide nitrique, puis traité, bouillant, par la potasse
« caustique, a donné, après filtration et calcination, un poids de 0^{gr},016
« d'oxide ferrique. Le résultat d'une seconde opération a été exactement
« le même.

« Pour doser l'alumine, on a réuni la liqueur filtrée aux eaux de
« lavage, on a sursaturé d'acide chlorhydrique, puis après avoir neu-
« tralisé par l'ammoniaque, on a traité par le sulfure ammonique.

« Le précipité blanc obtenu pesait, après calcination, 0,0065 ;
« un second dosage n'a fourni que 0,006 ; en moyenne : alumine
« 0^{gr},006250 par litre.

« *Dosage de la chaux.* Une première opération entreprise sur un
« litre d'eau a donné : carbonate calcique 0^{gr},410.

« Une seconde, entreprise sur deux litres : 0^{gr},820.

« Une troisième avec un litre : 0^{gr},409, moyenne des trois analyses
« 0^{gr},409750 ce qui correspond à oxide calcique 0^{gr},271460.

« *Dosage de la magnésie.* Pour doser cette base, on a séparé d'abord
« la silice, le fer, l'alumine et la silice de plusieurs litres d'eau et on a
« précipité la magnésie à l'état de phosphate ammoniaco magnésien.

« Deux opérations ont fourni les résultats suivants :

« 1° Phosphate magnésique de 2 litres.	0,472.
« 2° — — de 1 litre	0,235.
« Moyenne par litre.	0,235666.
« Par conséquent oxide magnésique	0,084166.

Dosage des alcalis.

« La moyenne de deux opérations entreprises sur 2 litres d'eau a
« donné un poids de 1^{gr},922 de chlorures potassique et sodique.

« Pour en opérer la séparation, on a traité la dissolution concentrée
« de ces deux chlorures par le chlorure platinique et l'alcool, on a fait
« évaporer ce mélange à siccité au bain marie, repris le résidu par
« l'alcool et filtré. Le chloroplatine potassique resté sur le filtre lavé et
« desséché à 100° C., pesait 0^{gr},643, correspondant à

« Chlorure potassique.	0,196530 , et à
« Oxide potassique.	0,124179.

« par conséquent pour un litre :

« Chlorure potassique	0,098265.
« Oxide potassique.	0,062089.

« Après avoir fait évaporer à siccité complète la liqueur alcoolique
« provenant de la filtration et des lavages, on a repris pour l'eau aigui-
« sée d'acide nitrique et traité par le nitrate argentique. Le chlorure
« argentique ainsi obtenu, pesait calciné 4^{gr},236, ce qui correspond à

  « Chlorure sodique . . . . 1,727567, et à
  « Oxide sodique 0,915094,

« par conséquent par litre,

  « Chlorure sodique . . . , ... 0,863783
  « Oxide sodique . . . . 0,457547.

« La somme des chlorures alcalins trouvés par l'évaporation, était de
« 0,961 par litre ; l'analyse y a fait trouver,

  « Chlorure potassique 0,098265,
  « — sodique . . . , ... 0,863783,
  « dont la somme est 0,962048,
  « Différence . . . . 0,001048.

Dosage de la lithine.

« La lithine dosée à l'état de sulfate, a fourni un poids de 0,057 gr.
« pour 8 litres 750 d'eau correspondant à 0^{gr},004228 de sulfate, ou
« 0^{gr},001124 d'oxide lithique par litre.

Dosage de l'acide carbonique.

« Nous avons déjà dit que l'eau de Soultzbach est gazeuse ; mais la
« quantité d'acide carbonique qu'elle renferme n'est pas toujours la
« même ; à certaines époques, à certains moments, on voit le liquide
« qui jusque là s'échappait des tuyaux de conduite, sans secousse,
« en jaillir avec force et avec bouillonnement. C'est un fait que l'ana-
« lyse est venu confirmer.

« En calculant le poids de l'acide renfermé dans un litre d'eau prise
« le 16 mai 1852, on l'a trouvé de 3^{gr},67283, et au 16 juillet de la
« même année dans une première opération de 3^{gr},244565.

		Acide carbonique	par litre.
« 1° Expérience avec	184 CC.	0,597	3,244565.
« 2° Idem.	183 CC.	0,588	3,213112.
« 3° Idem.	184,5 CC.	0,589	3,192412.
« Moyenne des trois expériences			3,216696.

9. Dosage de l'acide sulfurique.

« A un volume d'eau également mesuré et acidifié avec de l'acide
« chlorhydrique, on a ajouté du chlorure barytique. Le poids du pré-

« cipité recueilli, lavé et calciné, a donné par le calcul, celui de l'acide
« sulfurique.

   « 1° 346 CC. d'eau ont fourni sulfate barytique   0,0580.
   « 2° 346 CC.   Idem.   Idem.   0,0595.
   « 3° 1 litre (1000 CC.) Idem.   Idem.   0,1660.

    « Ou bien

   « 1 litre, 1re expérience 0,1676.
   «   — 2e —   0,1719.
   «   — 3e —   0,1660.
  « Sulfate : Moyenne par litre   0,1685.
  « Acide sulfurique par litre   0,057854.

Dosage de l'acide chlorhydrique ou du chlore.

  « Un volume d'eau exactement mesuré, a été rendu acide par l'acide
« nitrique, chauffé, puis traité par le nitrate argentique.

  « Le poids du précipité recueilli, lavé, calciné et fondu a fourni, par
« le calcul, le poids du chlore.

   « 346 CC. d'eau ont donné chlorure argentique 0,115.
   « 346 CC.   idem   idem   0,153.
   « 550 CC.   idem   idem   0,179.
  « Moyenne par litre 0,329333.
  « Chlore par litre · 0,081472.

  « Les recherches que nous avons entreprises sur le dépôt insoluble
« fourni par l'évaporation de 8^l,750, en vue d'y déceler la présence
« des acides erénique et apocrénique et du fluor et du dosage de l'acide
« phosphorique, n'ont fourni que des résultats négatifs pour les trois
« premières substances, et n'ont fait découvrir que des traces de la
« dernière. Nous n'entrerons pas ici dans le détail de ces longues et
« minutieuses opérations, nous nous contenterons de dire, qu'en exa-
« minant le dépôt ocracé de l'eau, dont l'analyse quantitative nous oc-
« cupe en ce moment, nous avons trouvé le rapport suivant entre l'acide
« phosphorique et l'oxide ferrique :

  « Phosphate magnésique, obtenu par calcination 0^{gr},025, corres-
« pondant à 0^{gr},016071 d'acide phosphorique et 2^{gr},593 d'oxide fer-
« rique, par conséquent 0,006 d'acide sur une partie en poids d'oxyde
« ferrique.

Recherches de l'acide borique.

  « La marche suivie dans la recherche de l'acide borique dans l'eau de
« Soultzbach, est celle qu'indique M. ROSE.

« Cinq litres d'eau, additionnés de carbonate sodique, en quantité
« suffisante pour provoquer une réaction franchement alcaline, ont été
« évaporés jusqu'à 200 gr. et filtrés à chaud. Du papier de Curcuma,
« trempé dans la liqueur aiguisée d'acide chlorhydrique, s'est coloré,
« après désiccation à -+ 100°, en rose faible. Alors, après avoir con-
« centré la liqueur, préalablement saturée de soude, à la moitié du
« volume primitif, c'est-à-dire à 100 gr., ajouté de nouveau de l'acide
« jusqu'à faire rougir assez fortement le papier de tournesol, enlevé
« le dépôt assez considérable de chlorure sodique qui s'était formé,
« en immergeant du papier de Curcuma dans la liqueur et en le des-
« séchant lentement à 100° C., on a obtenu une coloration rouge.

« Une expérience comparative, faite sur de l'eau tenant en dissolu-
« tion $\frac{1}{1000}$ de borate sodique et traité ainsi qu'il l'est dit plus haut,
« a donné une coloration identique à la dernière.

« L'eau de Soultzbach contient donc de l'acide borique.

Résumé de l'analyse.

« Un litre d'eau évaporé à siccité abandonne un résidu, qui chauffé à 150 ⁰ C.,
« pèse en moyenne 1,658402.

« L'eau de Soultzbach a par litre la composition suivante :

« Potasse . . . . 0,062089.
« Soude . . . . 0,457547.
« Lithine . . . . 0,001124.
« Chaux . . . . 0,271460.
« Magnésie . . . . 0,084166.
« Alumine . . . . 0,006250.
« Oxide ferrique . . . . 0,016000.
« Acide carbonique. . . . . 3,216696.
« Acide sulfurique . . . . 0,057854.
« Chlore ou acide chlorhydrique . . . . . 0,083799.
« Silice . . . . 0,056712.

« Acide phosphorique, ⎫
« — borique, ⎪
« — arsénique, ⎬ Traces.
« Oxide stannique, ⎪
« — manganeux, ⎭

« On trouve par le calcul la composition suivante :
« Sulfate potassique . . . . 0,114707.
« — sodique . . . . 0,009293.
« Chlorure sodique. . . . . 0,134256.

« Carbonate sodique . . . . 0,650464.

«   —   lithique . . . . 0,004928.

«   —   calcique . . . , ... 0,484750.

«   —   magnésique . . . . 0,176749.

«   —   ferreux . . . . 0,023200.

« Alumine . . . . 0,006250.

« Silice . . . . 0,056712.

« Traces d'acide phosphorique.

«   —   —   borique.

«   —   —   arsénique.

«   —   d'oxide stannique (étain).

«   —   —   manganeux.

« Sommes des substances fixes . . . 1,661309.

« Acide carbonique libre . . . . 2,630103.

« En volume à + 10 $\underline{0}$ 5 C... litr. . . . . . 1,789.

«   « Ou centimètres cubes . . 1,789.

Recherches sur le dépôt ocracé des bassins de l'eau de Soultzbach.

« En faisant l'analyse qualitative et quantitative de l'eau de Soultz-
« bach, prise à son point d'émergence, il n'a point été possible de
« déceler et moins encore de doser des substances qui doivent s'y
« trouver en quantité impondérable, et qui cependant y existent et
« donnent à cette eau une haute valeur thérapeutique. Si au lieu d'opé-
« rer sur le résidu de l'évaporation de 10 à 15 litres on avait fait des re-
« cherches sur celui d'une quantité d'eau de 15 à 20 fois plus forte, il est
« à présumer que ces substances n'auraient point échappé à l'analyse.

« La présence d'un agent aussi énergique que l'arsénic pourrait
« inspirer des craintes, mais elles ne sauraient être sérieuses pour qui
« voudra considérer deux choses : la première, la quantité homéopa-
« tique de ce toxique dans l'eau de Soultzbach ; la seconde, les heu-
« reux effets depuis si longtemps constatés de cette eau dans certaines
« maladies.

« Le dépôt ocracé de l'eau de Soultzbach est rouge-brun. Il est
« mélangé de quantités variables de sable micacé et de débris de roches
« feldspathiques. Il se dissout avec effervescence dans les acides, sans
« laisser d'autre résidu que de la silice et le sable dont il vient d'être
« parlé. La dissolution introduite dans un appareil de Marsh qui
« fonctionnait à blanc depuis deux heures, a fourni un anneau très
« considérable d'arsénic métallique.

« L'analyse qualificative, du reste, y a fait trouver principalement les
« oxides stanniques, ferreux et ferrique, maganeux, aluminique, cal-
« cique; les acides carbonique et phosphorique; la majeure partie de
« ces substances a été dosée, mais comme le but principal ici est d'éta-
« blir le rapport entre l'oxide ferrique et l'arsénic, et de séparer ce
« dernier de l'oxide stannique, nous ne nous occuperons que de cette
« partie, renvoyant à plus tard l'analyse complète de ce dépôt ocracé.

« Nous devons aller ici au devant d'une objection qu'on pourrait nous
« faire; nous n'entendons pas dire que le rapport constaté dans le dépôt
« entre le fer et l'arsénic doive être absolument le même dans l'eau de
« Soultzbach; avec M. WILL, dans son travail sur les eaux de Rip-
« poldsau dans la forêt noire, nous convenons que l'oxyde ferrique
« pourrait fort bien, en se déposant, se combiner à une proportion
« d'arsenic plus forte et qui ne correspondrait plus au rapport existant
« entre ces deux métaux, dans l'eau, à son point d'émergence.

« Les expériences directes ont démontré que l'arsenic existe dans
« l'eau de Soultzbach, à l'état d'*acide arsenique* et font supposer que
« l'étain s'y trouve sous forme d'*oxyde stannique*. On sait que l'acide ar-
« senieux, de même que d'autres corps réducteurs jouit de la propriété
« de prévenir l'oxydation et par suite la destruction d'une matière colo-
« rante comme l'indigo, on s'est donc servi de ce moyen pour s'assurer
« du degré d'oxydation de l'arsenic en tenant compte toutefois de la
« présence de la faible quantité d'oxyde ferreux qui accompagne
« l'oxyde ferrique, dans le dépôt ocracé.

« A cet effet, 20 centimètres cubes de sulfate d'indigo ont été par-
« tagés par parties égales dans quatre éprouvettes :

« Dans la 1re on a versé 200 CC. d'eau distillée; dans la 2e, 200 CC.
« d'une solution de $^9/_{10}$ de chlorure ferrique et de $^1/_{10}$ de chlorure fer-
« reux; dans la 3e la même dissolution que dans l'éprouvette n° 2, mais
« additionnée de 5 gouttes d'une dissolution d'acide arsenieux saturée à
« froid. Enfin dans la 4e, 200 CC. de la dissolution du dépôt ocracé dans
« l'acide chlorhydrique.

« Trois gouttes d'une liqueur titrée de *chlore* ont suffi pour décolorer
« le n° 1. Il en a fallu cinq pour obtenir le même résultat dans l'éprou-
« vette n° 2 ; mais la dissolution arsenicale a demandé 17 gouttes pour
« la destruction de l'indigo, tandis que le n° 4 était décoloré par quatre
« gouttes ou une de moins que le n° 2, la quantité de sel ferreux y étant
« un peu moins forte.

« Le dépôt ocracé renferme donc l'arsenic à l'état d'acide arsenique.
« La liqueur titrée de chlore aurait pu servir à établir les quantités re-
« latives de sels ferreux et ferrique, s'il y avait eu, dans le cas présent,
« quelqu'intérêt à le faire.

« Ce point établi, il s'agissait de déterminer la quantité de fer qui se
« trouve dans le dépôt ocracé et son rapport avec l'acide arsenique.

« Un poids donné du dépôt a été dissout, à une température de 40
« et 50° C. dans l'acide chlorhydrique, puis filtré ; le résidu insoluble
« bien lavé, desséché, calciné, puis pesé, on a obtenu le poids du sable
« mélangé à l'ocre.

« La dissolution de chlorures, traitée par un excès d'acide sulfureux
« et maintenue à une température de 20 à 25° C. pendant 24 heures,
« puis soumise à l'ébullition, pour chasser l'excès d'acide sulfureux, a
« été traitée encore chaude, par un courant d'acide sulfhydrique ; il
« s'est fait un précipité jaune-clair qui, recueilli sur un filtre lavé et
« desséché à 100° C., a été pesé.

« Traitant alors la liqueur filtrée par une quantité suffisante d'acide
« nitrique, on l'a précipitée, après neutralisation, par le sulfhydrate
« ammonique. Le précipité recueilli et lavé, redissous de nouveau dans
« l'acide chlorhydrique additionné d'acide nitrique, a été précipité de
« rechef et à chaud par la potasse caustique, en vue de séparer l'oxyde
« ferrique de l'alumine, et le résidu pesé après calcination.

« Reprenant ensuite le sulfure jaune pour le transformer en acide
« arsenique et séparer ce dernier des métaux tels que l'antimoine et
« l'étain qui pouvaient l'accompagner, on l'a délayé dans une quantité
« suffisante d'acide chlorhydrique et on y a ajouté de temps à autre de
« petites quantités de chlorate potassique, en ayant soin de chauffer.
« La dissolution étant complète, on a étendu d'eau, ajouté de l'acide
« tartrique et de l'ammoniaque en excès, puis un mélange de sulfate
« magnésique et de chlorure ammonique, en proportions telles, que
« l'ammoniaque n'y produisit plus de précipité, après avoir sur-saturé
« le tout d'ammoniaque, on a filtré, au bout de 24 heures, le dépôt
« cristallin d'*arseniate* ammoniaco-magnésien, puis on l'a lavé à l'eau
« ammoniacale.

« La liqueur filtrée et les eaux de lavage réunies ont été traitées,
« après avoir été légèrement sur-saturées d'acide chlorhydrique, par
« un courant d'acide sulfhydrique. Il s'est fait un précipité brun-jaune
« dans lequel on pouvait supposer la présence d'étain et d'antimoine.

« Après avoir recueilli et desséché ce précipité, on en a pris le poids,
« et on l'a fait dissoudre dans la quantité strictement nécessaire d'eau
« régale ; une lame de zinc plongée dans la liqueur étendue d'eau et
« acide, y a produit presqu'immédiatement un précipité métallique gris
« noirâtre. Ce précipité pouvait renfermer l'étain et l'antimoine à la fois.

« Pour séparer ces deux métaux, on s'est servi d'acide chlorhy-
« drique, mais avec la précaution, de laisser dans la liqueur le chlorure
« zincique, pour empêcher que l'antimoine n'entrât en dissolution à la
« faveur de l'étain. Mais cet acide à peine introduit, il s'est fait un
« dégagement assez abondant d'hydrogène et tout le dépôt gris-noirâtre
« s'est trouvé dissous.

« Pour mieux s'assurer de l'absence de l'antimoine dans le précipité
« métallique, on a répété l'expérience sur une nouvelle quantité ; mais
« en traitant la dissolution par une lame d'étain, on n'a obtenu aucun
« dépôt, même après plusieurs heures.

« Pour acquérir la certitude que le précipité métallique était effecti-
« vement de l'étain, on l'a fait dissoudre dans l'acide chlorhydrique,
« précipité de nouveau par l'hydrogène sulfuré et le précipité brun-
« jaune qui s'est formé, recueilli sur un filtre, et bien lavé, a été
« mélangé de carbonate sodique et de borax, et chauffé au chalumeau.
« La perle qu'on a obtenu, de noire qu'elle était, est devenue blanche
« au bout d'un certain temps ; on a pu y reconnaître, même à l'œil nu,
« de petits grains métalliques brillants. En continuant à chauffer, on n'a
« point vu de vapeurs blanches se dégager, mais le charbon s'est
« couvert, en partie, d'un léger dépôt blanc et fixe.

« Voici le résultat de nos opérations :

1re *Experience.*

« Dépôt ocracé humide. . . . .   18 gr.,261.
  « Sable silice, etc. . . . . 11 gr.,627.
  « Sulfures métalliques desséchés à + 100°   0,494.
  « Sulfure stanneux 0,037
    « et par différence.
  « Sulfide arsénieux . . . . · 0,457,
    « qui, transformé en arséniate ammo-
    « niaco-magnésien, desséché à + 100 C.   0,615,
  « correspondant à acide arsénique . . .   0,372.
  « Oxide ferrique calciné . . . . 2,593.

2e Expérience.

Poids du dépôt humide . . . . 41,482.

Sable silicique séparé par l'acide chlorhydr. . 5,654.

Sulfures d'arsenic et d'étain 1,102
    formés

De sulfure stanneux 0,096,

Et de sulfide arsénieux . . . . 1,006.

Par suite d'un accident l'arséniate ammoniaco-magnésien n'a pu être pesé.

Oxyde ferrique. 6,582 gr.

3e Expérience.

Poids du dépôt ocracé humide . . . . . . 13,194 gr.

Sable siliceux . . . . 1,080 gr.

Sulfures d'arsenic et d'étain . . . 0,410

Sulfure stanneux 0,030

Sulfide arsénieux 0,380

Arséniate ammoniaco-magnésien . 0,508

Correspondant à acide arsénique. . 0,307

Oxyde ferrique 2,143

    d'ou il suit :

1° Que le rapport de l'acide arsénique à l'oxyde ferrique est, selon la première expérience, comme 2,593 à 372 ou 100 : 14.

2° Qu'il est sensiblement le même d'après la deuxième expérience, quoique l'arsenic n'ait été dosé qu'à l'état de sulfide,

Et qu'enfin

3° D'après la dernière expérience, le rapport trouvé de 2,143 gr. d'oxyde ferrique et de 0,307 d'acide arsénique, confirme celui de 14 pour cent d'acide arsénique.

Chapitre V.

BIBLIOGRAPHIE.

Si le nombre et la position scientifique des auteurs qui ont écrit sur une source prouvaient son importance thérapeutique, il en est peu qui puissent revendiquer cette célébrité plus que Soultzbach. En effet, depuis sa découverte (1603) jusqu'à nos jour , 10 auteurs s'en sont occupés au point de vue thérapeutique et chimiqu : c'est à peine si s sources qui datent des Romains ont excité un plus haut intérêt penda t un laps de temps beaucoup plus long. Nous donnerons, par ordre chronologique, les noms des auteurs que nous avons consultés, et indiquerons les bibliothèques où nous avons trouvé ces ouvrages. Nul doute qu'avec un aussi grand nombre d'éléments on ait pu faire une monographie plus complète; nous laissons à d'autres le soin de traiter plus tard et plus longuement un sujet si digne d'intérêt.

NOMS DES AUTEURS
QUI ONT ÉCRIT SUR LES EAUX DE SOULTZBACH.

1616. J.-J. Mézius. *Alsato Taberna, med. Doc. Reipublicæ Friburgensis Brisgoiæ Poliater ordinarius. Sultzbachischen Haylquellbrunnens Vortrag, oder kürtzlicher Bericht etlicher newerfundenen Saurbrunnen zu Sultzbach in dem berümbten volkreichen St. Gregoriithal, elsässischer Landtschaft gelegen, sambt beygefügter kraftreichen Würckung und derselben ordentlichen Gebrauch. Durch Joannem Jacobum Mezium, Alsatotabernatem med. doctorem Reipublicæ Friburgensis Brisgoiæ poliatrum ordinarium. Gedruckt zu Freyburg im Breyszgau bei Martin Böcklers seligen Wittwen, anno MDCXVI (1616).*

Prodrôme de la source médicale de Soultzbach ou notice abrégée de quelques nouvelles sources d'eau acidule à Soultzbach, situées dans le célèbre et populeux val de St.-Grégoire, en pays d'Alsace, avec indication des effets médicamentaux et l'usage thérapeutique régulier de ces eaux. (M. Heyfelder cite encore un ouvrage du même auteur, publié en 1632; nous ne l'avons trouvé nulle part.) (Bibliothèque Hermann).

1617. Schenckius. *Beschreibung der heilsamen Quelle von Sultzbach. Basel 1617.* (Nous n'avons pu trouver cet ouvrage).

1640. Anonyme. *Salivallis acetosella mineralis, oder kürtzlicher Bericht etlich zu Sultzbach, in dem St. Gregorienthal, oberelsässischer Landschaft, ohnfern von Colmar, erfundenen mineralischen heilsamen Sauerbrunnenwasser. Colmar 1640.* (C'est une espèce de contrefaçon de Mézius).

1683. Chrétien Scherb ou Scherbius. *Kurzer Unterricht von Sauerbrunnen zu Sultzbach, im St. Gregoriithal, elsässischer Landschaft. Durch Christianum Scherbium med. doctorem. Gedruckt zu Colmar bei Joh. Jac. Decker, königlicher Typograph. 1683.*

Précis sur la source acidule de Soultzbach dans le val de St.- Grégoire, par Ch. Scherbius. Colmar 1683. Ce petit livre est très rare.

1764. Ch. Hausmann. *Acidularum Sultzbachiensium historia et analysis. Argent. 1764.* (Collection de thèses de l'ancienne université de Strasbourg. Bibliothèque de la ville ; Tom. IX *de rebus alsati.* et bibliothèque de la faculté de médecine).

1769. Guérin. *Dissertatio chemico-medica de fontibus medicatis Alsatiæ etc. Argent. 1769.* § V, pag. 24 - 30. (Bibliothèque de la faculté de médecine.

1772. Buchoz.

1772. Monnet. *Nouvelle hydrologie.* P. 144. Londres 1772. (Bibliothèque Hermann).

— Renaudin.

— Didelot.

1784. Mieg. *Ueber die Eigenschaften und den Gebrauch des Sauerwassers zu Sultzbach, von Achilles Mieg, der Arzneikunst D^r und Professor in Basel.* (Basel 1784). (Bibliothèque de M. Kirschleger).

1789. Beltz. *Description historique, physique et médicale des eaux de Soultzbach, près Colmar.* (Je n'ai pu me procurer cet ouvrage).

1799. Bartholdy. *Analyse de l'eau minérale acidule de Soultzbach, près Colmar. Journal de physique, T. IV, p. 6 - 20.* (Bibliothèque de la faculté).

1806. Graffenauer. *Essai d'une minéralogie économico-technique des départements du Haut- et Bas-Rhin.* Strasbourg 1806. (Bibliothéque de M. Kirschleger).

1818. Patissier. *Manuel des eaux minérales de la France,* page 544. Paris 1818.

1829. Kirschleger. *Essai sur les eaux minérales des Vosges. Thèse inaugurale,* page 17. Strasbourg 1829. Imprimerie Levrault.

1832. Bartholdy et Kirschleger. *Notice sur les eaux minérales de Soultzbach.* Colmar 1832.

1841. Heyfelder. *Die Heilquellen des Grossherzogthums Baden, des Elsasses und des Wasgau, von Doc. Heyfelder etc.* Stuttgart 1841. Page 149.

1845. Kirschleger. (Analyse de M. Sacc). *Notice sur les eaux minérales de Soultzbach* (Haut-Rhin), par Kirschleger etc. Strasbourg, imprimerie Silbermann. 1845. Ce petit travail a été publié en feuilleton dans la *Gazette médicale* 5me année, page 195, n° 7.

1846. Heyfelder. (2me édition).

Nous ne parlons pas des historiens et des géologues qui ont parlé de Soultzbach, nous n'avons compris sur cette liste que les auteurs qui se sont occupés de ces eaux au point de vue thérapeutique et chimique.

Chapitre VI.

COMPARAISON DES PRINCIPAUX ÉLÉMENTS DE L'EAU DE SOULTZBACH

AVEC CEUX D'AUTRES SOURCES ANALOGUES.

Pour fixer l'opinion du lecteur quant à la valeur médicale de l'eau de Soultzbach et au rang qu'elle tient, nous aurions aimé présenter des tableaux comparatifs, donnant la composition complète des eaux gazeuses, alcalines, ferrugineuses les plus renommées dans nos contrées. Mais la crainte de fatiguer l'esprit par des rangées sans fin de décimâles, nous engage à borner cet examen comparatif aux quatre éléments les plus remarquables de l'eau qui nous occupe : *l'acide carbonique*, le *carbonate de soude*, le *carbonate de protoxyde de fer* et *l'arsenic*.

1) *Gaz acide carbonique.*

Pour s'ingérer un litre ou décimètre cube de ce gaz, il faudra boire :

Eau de Soultzbach, seulement . . . . 55 centilitres.
— Hombourg, source de l'empereur, d'après Liebig 58 ½ —
— Schwalbach *(Paulinenbrunnen)*, d'après Kastner 59 —
— Griesbach, d'après Kölreuter . . . . 60 —
— Pyrmont, d'après Krüger et Brandès . . . . 60 —
— Rippoldsau (fontaine Léopold), d'après Will . 64 —
— Bussang, d'après Barruel . . . . 66 —
— Selters (eau de Seltz naturelle), d'après Andréæ
    et Westrumb . . . . 80 —
— Soultzmatt, d'après Béchamp [1] . . . . . 97 —
— Spa, d'après Jones . . . . 1 litre 29 —

D'après ce tableau on voit que l'eau de Soultzbach se trouve placée en tête des eaux acidules gazeuses les plus renommées.

2) *Sous-carbonate de soude :*

Un malade pour prendre un gramme de ce sel devra boire :

1 Eau de Vichy, d'après Berthier . . 26 centilitres.
2 — Ems (source du *steinerne Haus*). 50 —
3 — Idem *(Kesselbrunnen)* . . . . . 1 litre.

---

[1] *Analyse quantitative et qualitative de l'eau minérale de Soultzmatt* (Haut-Rhin), par A. Béchamp. Strasbourg, Imprimerie de Huder, 1853.

4 — Soultzmatt	1	—	47	—
5 — Soultzbach	1	—	53	—
6 — Pyrmont	1	—	70	—
7 — Griesbach	2	—	70	—
8 — Bussang.	15	—		—

Un hectolitre d'eau de Soultzbach par bains renfermera donc 65 grammes de carbonate sodique ; si la quantité d'eau pour un bain est de 2 hect., il contiendra 130 grammes de ce sel.

3) Carbonate ferreux.

Un gramme de ce sel est représenté par :

Eau de Hombourg, source ferrugineuse.	.	8 litres	$^2/_{10}$
— Griesbach	.	9 —	$^6/_{10}$
— Pyrmont . . . . ,	.	10 —	$^4/_{10}$
— Schwalbach (*Weinbrunnen*) . .	.	13 —	$^8/_{10}$
— Contrexeville, d'après Collard de Martigny	.	15 —	
— Rippoldsau	.	16 —	$^5/_{10}$
— Soultzbach	.	43 —	
— Niederbronn, d'après Robin .	.	112 —	

Arsenic.

La présence de cette substance parmi celles qui entrent dans la composition de l'eau de Soultzbach pourrait avoir quelque chose d'effrayant au premier abord. Mais que le lecteur se rassure ; qu'il sache bien que cet agent, employé à dose infiniment petite, est une des ressources les plus précieuses de la médecine ancienne et moderne dans un grand nombre de maladies chroniques, et que tous les jours on l'administre avec succès.

De plus, sa présence est constatée aujourd'hui dans un grand nombre d'eaux minérales, qui lui doivent sans doute une bonne partie des propriétés qui ont fondé leur réputation depuis des siècles ; car il est bien avéré que l'action altérante de l'arsenic joue un grand rôle dans les succès qu'on obtient en employant les eaux qui en contiennent ; ainsi l'arsenic a été trouvé dans les eaux de *Vichy* et de *Bourbonne-les-Bains* par Chevalier et Gobley ; de *Bagnères de Bigorre* par Lemonnier ; de *Griesbach*, de *Rippoldsau*, de *Schwalbach*, d'*Ems* par Walchner ; de *Wiesbaden* par Walchner, Mialhe, Figuier ; dans l'eau ferrugineuse de *Plombières* par Caventou ; ajoutons que Chevalier et Schäuffelé [1] ont trouvé de l'arsenic dans les dépôts des sources des principales eaux d'Alsace : dans ceux de Niederbronn, Soultzmatt, Châtenois et Wattwiller ; que dans l'eau ferrugineuse de Bussang, si répandue, Chevalier, Schäuffelé et Caventou ont même réussi à en déterminer la quantité. Cette proportion est si minime que pour atteindre la dose d'arsenic à laquelle s'arrêtera un médecin prudent (2 centigrammes d'acide arsenique par jour), il faudrait s'ingérer journellement plus de treize litres d'eau de Bussang.

Dans l'eau de Soultzbach, la quantité d'acide arsenique est plus faible encore. M. le professeur Oppermann n'a réussi à en évaluer la proportion que dans les dépôts de la source. Si nous admettons que ces dépôts en renferment la même proportion que le résidu de l'évaporation artificielle (ce qui n'est pas probable), il y a par litre d'eau environ 2 milligrammes d'acide arsenique et nous trouvons que pour prendre *deux centigrammes* d'acide arsenique, il faudrait boire par jour environ 17 litres et demi d'eau de Soultzbach.

On voit d'après ce calcul que s'il est de toute impossibilité que l'arsenic de cette eau agisse d'une manière délétère, par contre sa quantité est cependant assez notable pour qu'on puisse en attendre des effets thérapeutiques des plus favorables.

Chapitre VII.

ACTION MÉDICALE DES EAUX DE SOULTZBACH
ET CONSIDÉRATIONS GÉNÉRALES.

Tous les physiologistes qui se sont occupés d'hydrologie ont émis une théorie plus ou moins fondée sur l'action pharmaco - dynamique des eaux minérales. Chacun explique ces curieux phénomènes selon les idées de l'école à laquelle il appartient ; mais jusqu'ici aucun de ces auteurs n'a pu donner une explication satisfaisante et rationelle de ce cortége de symptômes produits sur l'économie animale par l'action intime des eaux minérales. Malgré les progrès incessants de la chimie et les recherches expérimentales de la physiologie,

---

[1] *Note sur l'existence d'un produit arsenical dans les eaux de Bussang et dans les dépôts pris à la source d'en bas ; et recherches de l'arsenic dans les eaux et les dépôts des sources minérales de Châtenois, Soultzbach, Soultzmatt et de Wattwiller*, par MM. Chevalier et Schäuffelé.

le voile qui couvre le mode de production de ces phénomènes, ne sera peut-être pas de longtemps complétement soulevé.

Le grand nombre de substances contenues dans les eaux, le nombre plus grand encore peut-être de celles qu'on n'a pas encore découvertes, leur mode d'agrégation, leur combinaison moléculaire qui échappe à l'analyse la plus minutieuse, tout enfin contribue à rendre presqu'impossible l'explication de leur action pharmaco-dynamique.

« Du plus au moins, dit M. le docteur Marchant, les eaux minérales
« naturelles, qu'elles soient salines, acidules, ferrugineuses ou sulfu-
« reuses, sont excitantes ; les maladies chroniques qui en réclament
« l'usage, après avoir résisté à nos méthodes classiques de traitement,
« ne guérissent qu'en passant par l'épreuve d'une excitation dont l'ac-
« tivité varie selon la température des eaux, selon la nature des prin-
« cipes minéralisateurs qui les constituent, et selon la susceptibilité
« vitale de chaque individu. Leur caractère thérapeutique sera donc
« l'excitation. Cette excitation se produit presque constamment par des
« crises, qui se manifestent chez les uns par la peau (poussée), chez
« les autres par les urines, ou bien par des évacuations alvines ;
« d'autres fois par une expectoration abondante ou même encore par
« les organes locomoteurs qui acquièrent une force et une énergie
« dont ils étaient privés depuis longtemps. »

L'action des eaux minérales sur notre organisme doit se calquer en quelque sorte sur celle des substances prédominantes qu'elles contiennent ; et ce sont ces éléments minéralisateurs qui les font classer dans leurs catégories respectives.

Dans l'eau de Soultzbach les principes les plus abondants et ceux dont l'action est le plus active sont ainsi que nous l'avons vu : l'acide carbonique, les alcalis et le fer. Cette eau, d'après ces trois substances dominantes, doit être classée parmi les eaux *gazeuses, alcalines, ferrugineuses* Elle doit donc être étudiée sous ce triple point de vue.

Comme gazeuse, elle tient le premier rang et peut être comparée avec avantage avec les eaux de Hombourg, Schwalbach, Griesbach, Pyrmont, Rippoldsau, Bussang, Selters et Spa.

Comme alcaline, elle entre en parallèle avec Vichy, Ems, Pyrmont, Griesbach et Bussang.

Enfin, comme *ferrugineuse,* elle trouve ses analogues dans les sources de Hombourg, Griesbach, Pyrmont, Schwalbach, Contrexeville, Rippoldsau et Niederbronn.

L'action des eaux de Soultzbach doit être complexe en raison du grand nombre de substances qu'elles contiennent ; comme toutes sont du domaine de la matière médicale , je ne m'arrêterai pas sur l'action spéciale de chacun de ses éléments minéralisateurs. Au reste cette méthode serait des plus vicieuses , car nos connaissauces chimiques ne nous permettent que des hypothèses sur l'appréciation de l'état de combinaison où ils se trouvent dans les eaux minérales.

Nous nous bornerons à expliquer , d'une manière aussi satisfaisante que possible , l'action pharmaco-dynamique de chacun des éléments principaux de l'eau de Soultzbach , nous basant pour cette explication sur les théories plus ou moins hypothétiques qui ont cours dans la science.

Ces eaux contiennent, comme principes dominants, ainsi que nous l'avons déjà dit, de l'acide carbonique, des alcalis et du fer.

1) Action pharmaco-dynamique de l'acide carbonique.

L'eau, sous l'influence d'une haute pression, peut dissoudre jusqu'à cinq ou six fois son volume d'acide carbonique. Ingéré dans l'estomac l'acide carbonique produit presqu'immédiatement des symptômes qui rappellent ceux de l'ivresse causée par le champagne ; son action paraît donc se porter immédiatement sur le cerveau. Cette excitation est passagère et aussi subtile que l'agent qui la produit ; néanmoins cette qualité peut être employée avantageusement en thérapeutique dans une foule de cas. Ainsi, par exemple, la fameuse potion de Rivière ne doit ses effets anti-émétiques qu'à la présence de l'acide carbonique ; ainsi, les eaux acidules-gazeuses pourront être employées avec succès dans les vomissements nerveux des femmes enceintes et des hystériques ; nous ne discuterons pas ici, si ce gaz est excitant, comme on l'admet généralement, ou bien, si au contraire, il est hyposthénisant , comme le prétend M. Rognetta avec l'école italienne. Tout ce que nous savons c'est que cet agent précieux est un puissant stimulant du système nerveux encéphalique et que, comme tel , il peut être utilement employé dans une foule de maladies ; nous savons aussi qu'il est un anti-spasmodique précieux et qu'il jouit du privilége de dissiper souvent certaines douleurs néphrétiques très-aiguës , en vertu de l'action diuretique qui lui est attribuée. Nous pensons qu'il jouit seulement de cette qualité en raison du carbonate de soude qu'il tient en di-solution ; aussi l'eau de Soultzbach sera-t-elle employée avec succès dans la gravelle, la goutte, etc. Au reste cette erreur a été d'autant plus facile, que les eaux sodiques contiennent toutes de l'acide carbonique qui est le dissolvant naturel de leurs principes minéralisateurs.

On a aussi préconisé l'emploi de l'acide carbonique dans les cas nombreux ou il peut y avoir utilité de ralentir la conversion du sang veineux en sang artériel.

2) *Action pharmaco-dynamique des alcalis et en particulier du carbonate de soude.*

La soude et la potasse jouissent de propriétés physiques et chimiques analogues, et cette ressemblance les a fait confondre longtemps l'une avec l'autre.

Dans l'usage externe, en bains, en lotions, ces deux substances peuvent être indistinctement employées. Mais la soude et ses composés doivent avoir la préférence lorsqu'il s'agit de leur usage interne. Chez l'homme les muscles, les nerfs et le cruor du sang contiennent plus de potasse que de soude; par contre nos liquides renferment une plus grande proportion de soude que de potasse. L'économie est donc saturée de potasse et de soude, les carbonates de soude sont éliminés par les urines, avec la plus grande rapidité.

Ces sels sont parfaitement supportés par l'estomac et peuvent être administrés à très-hautes doses, lorsque certains états pathologiqnes en réclament l'emploi. Aussi depuis quelques années a-t-on, avec raison, substitué les sels de soude, c'est-à-dire les bi-carbonates, les carbonates, aux sels de potasse. Ce sont, au reste, les seuls qui agissent comme alcalis.

L'action générale des sels alcalins est dissolvante, surtout celle du carbonate de soude; mais c'est principalement comme lithontriptiques qu'ils agissent d'une manière très efficace. Ainsi un grand nombre d'anciennes formules avaient pour base le carbonate de soude, et s'employaient avec le plus grand succès dans le traitement de la pierre, de la gravelle et de la goutte. On prétendait, et plusieurs auteurs prétendent-même encore, que le carbonate de soude dissout les calculs d'acide urique; c'est vrai d'une façon, mais l'acide urique n'est pas dissous comme le prétendent ces auteurs. Voici, de fait, comment les choses se passent: l'action dissolvante du carbonate de soude ou de potasse se porte seulement sur le mucus qui sert de ciment aux calculs d'acide urique, d'urate de potasse ou de soude;

par cette action dissolvante les molécules des calculs se trouvent désagrégées et peuvent être rendues facilement par les urines. Il faut bien qu'il en soit ainsi puisque les urates de soude et de potasse sont presqu'aussi insolubles que l'acide urique.

Quelques heures après l'ingestion du carbonate de soude, les urines deviennent alcalines : le même phénomène s'observe après quelques heures d'usage de l'eau de Soultzbach. Mais ainsi que nous l'avons dit, en parlant de l'action de l'acide carbonique, cette action est due à la soude combinée avec l'acide carbonique pour former le sel qui nous occupe.

L'action de ce sel n'est pas moins évidente et immédiate sur l'appareil digestif. Ingéré dans l'estomac lorsque ce viscère contient beaucoup d'acides, il les neutralise à l'instant par d'autres combinaisons et fait cesser tout ce cortége de symptômes si pénibles qui accompagnent ordinairement les digestions difficiles, par la cause que nous venons d'indiquer.

Ainsi Swédiaur composait des buls stomachiques qui avaient pour base le carbonate de soude. De nos jours, on emploie les pastilles de Vichy ou de Darcet, et les résultats qu'on obtient dans ce cas et dans d'autres analogues, ont rendu justement célèbre la source qui contient en si grande abondance du carbonate de soude. Aussi l'eau de Soultzbach qui contient les mêmes substances, en outre, une plus grande quantité d'acide carbonique, pourra-t-elle être recommandée avec avantage dans tous les cas où on emploie celles de Vichy, de Carlsbad ou autres; c'est-à-dire dans le traitement de la gravelle, de la goutte, des calculs urinaires, dans les digestions pénibles provenant de l'ascescence des premières voies, etc.

Action externe. Employée en bains, la soude dissout, ou au moins ramollit la substance même de l'épiderme; on comprend d'après cette action combien cet agent devient un modificateur précieux de la peau dans les nombreuses altérations pathologiques du tissu cutané. Dans l'eau de Soultzbach le carbonate de soude est tellement abondant que dans un bain de 2 hectolitres, il y a 150 grammes de carbonate de soude; la dose ordinaire est beaucoup moindre dans les bains alcalins artificiels; ainsi les lotions simples et les bains de Soultzbach seront employés avec le plus grand succès dans les maladies de la peau en général, et l'expérience prouve tous les jours que sous leur influence on voit disparaître avec rapidité les dartres, le prurigo, le prurit chez les femmes, etc. Nous verrons plus tard si c'est au carbonate de soude seul qu'on doit attribuer ces heureux résultats, et s'il ne se trouve pas dans l'eau de Soultzbach d'autres principes qui peuvent revendiquer leur part d'action dans la guérison des maladies dont nous venons de parler.

Nous ne nous occuperons pas ici de l'action anti-émétique du carbonate de soude, puisque cet effet n'est dû qu'au dégagement de l'acide carbonique produit par la décomposition de ce sel en présence des acides de l'estomac.

En parlant du carbonate de soude nous avons pris son action médicale comme type de celle des autres alcalins contenus dans l'eau de Soultzbach. Mais nous ne pouvons passer sous silence, l'action spéciale du borate de soude, en dehors de ses vertus anti-calculeuses analogues à celles des autres sels de ce genre. Ainsi, bien que la quantité d'acide borique contenue dans l'eau de Soultzbach n'ait pu être dosée (car les moyens chimiques pour le faire sont encore trop peu certains), ce corps s'y trouve cependant à doses très-minimes, il est vrai, mais dont l'action se révèle par les faits qui se trouvent constatés journellement. Ainsi, d'après Gmelin, le borax aurait une action spéciale sur les fonctions de la matrice ; il favoriserait et régulariserait la menstruation, calmerait les douleurs qui précèdent et accompagnent les règles. Hufeland, Lobstein de Strasbourg et Van Krapendonck vont plus loin : ils prétendent qu'il calme les douleurs du travail de l'enfantement, et qu'il provoque le flux lochial. Nous laissons à l'expérience le soin de vérifier cette dernière assertion.

3) Action pharmaco-dynamique du fer.

On aurait peine à trouver un corps dont l'action sur notre organisme soit mieux prouvée, tant par la chimie que par les résultats presque toujours certains qu'on obtient avec les préparations ferrugineuses dans le traitement d'un grand nombre de maladies, et surtout dans les anhémies. Aussi, dès la plus haute antiquité, le fer a-t il toujours occupé une place importante dans la thérapeutique. C'est à peine si pendant quelques années une école puissante était parvenue à le proscrire de la pratique médicale ; mais aujourd'hui que la chimie a joint son flambeau à celui de la physiologie expérimentale, pour éclairer les phénomènes pharmaco-dynamiques, le fer a plus que jamais reconquis les droits qu'on avait en vain essayé de lui ravir. Chaque jour s'aggrandit son domaine médical, et c'est, en rendant plus précises encore ses indications, qu'on est en droit d'en espérer de plus grands avantages.

Il est peu de substances qui aient, autant que le fer, occupé les physiologistes modernes; nous n'essayerons pas de trancher les dissidences qui existent entre les différents auteurs qui se sont occupés de cette question, c'est-à-dire de l'action spéciale du fer sur l'organisme; nous ne déciderons pas entre la théorie de MM. Andral et Gavarret qui prétendent *que le sang des chlorotiques contient moins de cruor et de fer que le sang des femmes bien portantes; que par l'usage du fer, le sang récupère promptement le cruor et le fer qu'il avait perdu; que le fer est évidemment absorbé, qu'il circule dans les vaisseaux et est rendu par certaines secrétions*; et celle d'auteurs plus modernes qui prouvent, de leur côté, que dans la chlorose *le nombre des globules du sang diminue, mais non la quantité du fer*, de sorte que d'après cette théorie la quantité de fer (proportion gardée), serait plus considérable dans le cruor des chlorotiques que chez les autres femmes.

Mais ce que nous savons tous et ce qui n'est contesté par personne, c'est que sous l'influence des préparations ferrugineuses, le nombre des globules sanguins augmente, que la coloration du sang devient plus vive et qu'enfin, les symptômes de la chlorose disparaissent avec rapidité. Nous ne discuterons pas si le fer est un reconstitutif du sang ou bien si c'est un spécifique contre toutes les anhémies en général ; qu'il nous suffise de savoir que son action est héroïque, toujours certaine dans les maladies où il y a diminution des globules du sang. Ce cadre est déjà assez vaste pour que ce précieux médicament soit digne de l'attention des praticiens.

Les effets du fer sur l'organisme sont assez rapides: quelques jours après son emploi (dans l'état de santé), on éprouve un sentiment de plénitude, un état de malaise général caractérisé par des bourdonnements d'oreilles, des lourdeurs de tête accompagnées d'injection légère des yeux, enfin tous les symptômes de la pléthore sanguine.

Sur les organes de la digestion, son action n'est pas immédiatement appréciable. Quelquefois les personnes soumises à son action ressentent des pesanteurs d'estomac, de la diarrhée ou de la constipation; les selles deviennent noires. Ce phénomène, d'après M. Baruel, est dû à l'action de l'acide gallique ou tannique qui se trouvent mêlés à nos aliments. M. Bonnet, de Lyon, croit que cette coloration provient de la combinaison du soufre avec le fer, et que dans ce cas il y aurait formation d'un sulfure de fer. Ce phénomène pourrait bien aussi tenir à une modification dans la secrétion du foie.

Les règles, sous l'influence du fer, ne sont ni avancées, ni plus abondantes. On peut dire au contraire, que chez les femmes chlorotiques, qu'on soumet à l'action du fer, la première époque menstruelle qui suit son emploi est toujours un peu retardée, et que l'écoulement sanguin est en général moins abondant; le sang est plus foncé, plus épais, moins aqueux; il est plus poisseux pour me servir de l'expression des malades soumises à ce traitement. A l'extérieur, le fer agit comme astringent; ainsi, les eaux qui en contiennent, comme les préparations martiales, agissent d'une manière très-efficace dans les ulcères et dans les suppurations de mauvaise nature, dans les hémorrhagies passives dépendant d'une atonie du système vasculaire.

C'est à l'état soluble que le fer agit le mieux, aussi de tout temps s'est-on évertué à faire un grand nombre de préparations martiales solubles. N'est-ce-pas dans les eaux minérales qu'on trouve ce métal à l'état de dissolution le plus complet et le plus parfait? n'est-il donc pas bien naturel de venir réclamer à la nature même un médicament dont l'action est bien plus certaine que celle des médicaments préparés par l'art? Les eaux ferrugineuses acidules peuvent donc être employées comme d'excellents ferrugineux. Nous n'insisterons pas sur leur application en thérapeutique, nous dirons seulement qu'elles sont presqu'infaillibles dans le traitement de toutes les anhémies, dans ce groupe nombreux d'états pathologiques qui échappent souvent à l'œil le mieux exercé, et qui ne reconnaissent cependant pour cause que la chlorose.

Dans le chapitre suivant, nous indiquerons spécialement les maladies qui sont traitées avec le plus de succès par les eaux de Soultzbach. Disons encore une fois que les préparations ferrugineuses sont d'autant mieux supportées qu'elles sont plus solubles. Aussi, l'eau qui nous occupe, peut-elle revendiquer cette qualité au plus haut point; en effet, l'acide carbonique qu'elle contient est le meilleur dissolvant du fer; aussi ces eaux sont-elles beaucoup mieux supportées par l'estomac que celles qui sont moins gazeuses.

L'eau de Griesbach, si riche en fer, est très-mal supportée par les estomacs débiles et irritables, parce que la quantité d'acide carbonique qu'elle contient n'est pas assez considérable en proportion de ses principes ferrugineux ; le propriétaire actuel de Griesbach a si bien senti l'inconvénient de cette disproportion de gaz , qu'il a essayé d'y remédier artificiellement, en plaçant au fond de sa source une cloche métallique criblée de petits trous et destinée à empêcher l'évaporation trop rapide de l'acide carbonique.

A Soultzbach, l'exès d'acide carbonique est si considérable qu'on n'a pas besoin d'avoir recours à ce moyen , et cette abondance est une ressource d'autant. plus précieuse en médecine , que presque toutes les personnes chlorotiques soumises au fer ont l'estomac dans un état nerveux déplorable qui ne permet guère d'administrer sans danger les eaux ferrugineuses très-concentrées ; ces malades en général sont atteintes de gastralgies , de dyspepsie , de pyrosis (fer chaud), d'appétits dépravés , enfin de tous les désordres nerveux de l'estomac qui les plongent après chaque repas ou chaque émotion dans des états qui , sans être graves , rendent la vie insupportable. Envoyez ces malades à Griesbach , à Schwalbach ou à Pétersthal , et ces symptômes seront bientôt exagérés , tandis qu'après quelques jours de l'usage de l'eau de Soultzbach , vous verrez les digestions devenir plus faciles , et partant, tous ces accidents gastralgiques disparaître graduellement.

4) *Action pharmaco-dynamique de l'arsenic.*

S'il était besoin de relever l'arsenic des injustes préventions dont il a été l'objet dans les siècles derniers , nous pourrions invoquer les autorités les plus respectables , et l'expérience des praticiens les plus célèbres. En effet, Dioscoride , Pline , Galien et tous ses sectateurs ont célébré l'action de l'arsenic dans les maladies de la peau en général, dans les ulcères putrides, dans la lèpre ulcéreuse, dans l'herpès, dans la scrofule ulcéreuse, enfin dans un grand nombre de maladies dont la guérison réclame l'emploi d'un profond modificateur de l'organisme. Après avoir été longtemps abandonné , l'usage de cette substance a été repris depuis le milieu du dix-septième siècle , et maintenant l'arsenic occupe dans la matière médicale le rang que ses nombreux succès en thérapeutique lui ont mérités.

L'action de l'arsenic administré à doses médicales (2 à 5 milligr. par jour) produit les symptômes suivants : sentiment de chaleur dans l'estomac, ardeur épigastrique sans douleur, gardes-robes plus faciles, plus abondantes, mais sans diarrhée. L'appétit augmente, quelques fois l'urine est plus abondante.

On comprend, maintenant que la chimie a décélé la présence de l'arsenic dans toutes les eaux analogues à celles de Soultzbach, comment certaines maladies invétérées de la peau, comment les ulcérations rebelles de la matrice se guérissent assez rapidement sous l'influence des eaux qui contiennent cet agent précieux.

L'arsenic, outre son action altérante dans certaines maladies, agit en outre à la manière des résolutifs les plus puissants. On peut donc employer avec avantage l'eau de Soultzbach dans toutes les maladies de la peau, dans les engorgements de l'utérus et des organes glanduleux, dans les indurations du pylore.

Enfin, on connait l'action héroïque de l'arsenic dans les fièvres paludéennes rebelles à tous les autres febrifuges, même à celle du sulfate de quinine. Et il faut bien le dire, cette substance serait bien plus souvent employée si elle était plus chère, et si son emploi ne devenait dangereux entre des mains imprudentes. On en a aussi retiré de très-grands avantages dans les maladies vermineuses et surtout contre le tœnia (ver solitaire). Elle peut donc aussi être rangée parmi les vermifuges les plus sûrs. Nous ne parlerons pas de la liqueur de Fowler qui rend journellement de si grands services en thérapeutique, dans plusieurs maladies, et surtout dans les névralgies périodiques et certaines céphalées rebelles à toute autre médication.

Chapitre VIII.

ACTION SPÉCIALE, INDICATIONS ET CONTRE-INDICATIONS DES EAUX DE SOULTZBACH.

Le premier effet de l'eau de Soultzbach sur l'organisme est, comme nous l'avons déjà dit, une impression agréable sur les papilles de la langue et sur le palais. Puisée à la source, le verre qui la contient se tapisse à sa surface interne d'une infinité de petites bulles d'acide carbonique, tandis que la plus grande partie de ce gaz s'échappe en pétillant de la surface du liquide. Plus la quantité de ces bulles est grande, plus leur mouvement est rapide et plus l'eau se trouve concentrée. C'est un fait d'expérience journalière.

Lorsqu'on ajoute du vin à cette eau, le gaz acide carbonique se développe et s'échappe encore en plus grande quantité et avec une effervescence des plus actives. A peine introduite dans l'estomac, cette eau produit un sentiment de douce chaleur et de bien-être. Coupée avec du lait, elle présente des analogies avec l'eau de Selters et celle d'Ems, qui sont tant recommandées dans les maladies de poitrine. On peut voir, au tableau comparatif (chapitre IV), la supériorité de l'eau de Soultzbach sur toutes les eaux gazeuses et notamment sur celles de Selters si répandues en Europe qui contiennent la moitié moins de gaz acide carbonique. Mélangée avec du sirop de framboises ou de vinaigre, elle offre la plus délicieuse boisson, et pourrait, avec avantage, être employée sous cette forme ou même pure dans les fièvres adynamiques, pour stimuler doucement le système nerveux, et faire cesser la sécheresse de la langue qui produit chez les malades de si cruelles angoisses. Enfin, elle est le complément d'une table confortable, et mêlée au vin, elle facilite les digestions des personnes chez lesquelles l'estomac fonctionne difficilement ; ainsi, qu'elle soit administrée aux repas comme boisson de luxe ou comme médicament, l'eau de Soultzbach produit presque toujours des effets favorables sur les organes digestifs. Nous verrons plus tard les cas où elle est contre-indiquée.

La plupart des malades qui boivent l'eau de Soultzbach ressentent les premiers jours de l'agitation, de l'insomnie, de la pesanteur de tête ; quelques personnes éprouvent même des vertiges, quelques fois le ventre est balloné, il y a alors un peu de douleur épigastrique. Ces derniers phénomènes se remarquent surtout chez les malades qui boivent beaucoup d'eau à la fois et coup sur coup, ou qui négligent de se promener entre chaque verrée. Mais bientôt ces symptômes d'excitation se dissipent et se terminent ordinairement par des crises caractérisées, chez les uns par des sueurs abondantes, chez d'autres par des selles plus fréquentes et même par un peu de diarrhée ; enfin, chez le plus grand nombre par les urines qui deviennent excessivement abondantes et très alcalines. Après cette excitation générale les fonctions se font avec plus d'ensemble et plus d'harmonie, l'organisme se trouve comme régénéré, et les malades éprouvent un sentiment de vigueur et de bien-être marqué. D'après l'exposé de l'action médicale des principaux éléments de l'eau de Soultzbach sur l'organisme et d'après les considérations qui en découlent, on peut déjà prévoir les cas nombreux qui en réclameront l'emploi, ainsi que ceux où elle devra être contre-indiquée. Dans le cours de ce travail nous avons déjà eu occasion d'énumérer les maladies dans lesquelles elle sera employée avec succès; nous insisterons d'autant moins sur ces indications spéciales dans ce chapitre, dans la crainte de fatiguer nos lecteurs par des répétitions inutiles.

Maladies de l'appareil digestif.

Cet appareil, dans lequel se passent les phénomènes si compliqués de la digestion et de l'assimilation des aliments, est d'une importance telle dans l'ordre pathologique, que les nombreuses maladies, auxquelles il est exposé, doivent occuper une place égale à celles de plusieurs systèmes. « La moindre affection de l'estomac, dit Bichat, « le moindre embarras gastrique répandent dans toute l'économie « animale une influence pénible; toutes les autres parties s'en res- «sentent; je ne crois pas qu'il y ait un malaise plus fatigant et plus « général que celui qu'on éprouve alors. » (Anatomie générale).

1) Dyspepsie. — Cardialgie. — Pyrosis.

Nous désignerons sous ces différents noms ces troubles nombreux de l'estomac, caractérisés par une digestion difficile, accompagnés de douleur épigastrique, de gonflement de l'estomac, de renvois inodores et quelques fois même de régurgitations acides. Souvent les malades sont tourmentés de constipations opiniâtres; enfin, chaque digestion chez eux est un véritable état de souffrances physiques et morales, et la plupart tombent dans un état de mélancolie et d'hypochondrie tel que la vie leur est à charge. Heureusement que la digestion terminée, ils retrouvent un peu de calme, jusqu'à ce que les mêmes causes reproduisent les mêmes effets. C'est surtout chez les hommes de cabinet, chez les femmes habituées à une vie oisive et sédentaire que cette affection apparait avec ses symptômes les plus graves et les plus variés. Elle est aussi le partage des individus énervés par les excès de tous genres, de ceux qui ont éprouvé des déceptions ou des chagrins cuisants; que ce soit l'ambition, l'amour, ou toute autre passion qui soit la cause de ces désordres, la réaction nerveuse imprimée à l'estomac est toujours la même.

Les eaux de Soultzbach seront employées avec succès, toutes les fois qu'on aura à combattre les troubles nerveux de l'estomac causés par une innervation incomplète ou irrégulière de ce viscère. Dans ces cas l'action anti-spasmodique du gaz acide carbonique est une ressource précieuse ; on voit, sous son influence, après l'ingestion de quelques verres d'eau minérale, les spasmes de l'estomac, les vomissements se calmer très-rapidement. Dans les cas de constipations opiniâtres, dépendant également d'un défaut d'innervation du tube digestif (sans embarras gastrique), cette eau stimule doucement les organes de la digestion, provoque les mouvements péristaltiques des intestins et rétablit la régularité dans les garde-robes. Les gaz, les flatuosités qui tourmentent les malades disparaissent bientôt sous cette influence ; les alcalis et le fer peuvent aussi revendiquer leur part d'action dans ces heureux résultats. Les digestions se régularisent sous l'influence tonique et anti-spasmodique de cette eau, et les malades recouvrent bientôt une santé parfaite.

2) *Embarras gastrique et intestinal.*

Cet état pathologique, si fréquent dans notre pays, est caractérisé par quelques symptômes saillants : inappétence, dégoût des aliments, surtout des viandes ; la langue est large et épaisse, recouverte d'un enduit blanchâtre dans les cas les plus légers (embarras muqueux), et d'une couche jaunâtre visqueuse dans les cas d'embarras bilieux ; la langue alors est empatée, l'haleine fétide, les malades ont une saveur amère dans la bouche, ils trouvent le même goût aux aliments les plus sapides ; quelques fois ils éprouvent des envies de vomir accompagnées de douleur épigastrique, la soif est assez intense, avec désir de boissons acidules. Quelques fois il y a cephalalgie, constipation ou diarrhée ; enfin, le facies de ces malades présente une teinte générale jaunâtre, caractéristique, avec une altération profonde des traits. Les anciens donnaient avec raison à l'ensemble de ces symptômes le nom d'état saburral. Cet état peut s'étendre aux intestins et entraîner quelques fois des complications graves lorsqu'on le laisse passer à l'état chronique.

On comprend facilement dans ces cas l'action de l'eau de Soultzbach ; elle régularise la circulation intestinale, excite la muqueuse, provoque une secrétion plus abondante qui entraîne les saburres qui tapissent ces surfaces ; cette excrétion est encore activée par la force musculaire que cette eau donne aux intestins. Dans ces cas il est bon quelques fois d'aider la nature avec un laxatif léger. Sel de Carlsbad ou de Glauber à la dose de 30 grammes.

3) Diarrhée chronique passive.

C'est surtout dans ces diarrhées chroniques passives qui sont quelques fois la suite de maladies graves que l'eau de Soultzbach agit d'une manière très-efficace. Dans ces cas la muqueuse intestinale est relachée et comme épaissie; les digestions languissent, l'assimilation est presque nulle et les malades finissent par tomber dans un état voisin du marasme. Les principes minéralisateurs de cette eau agissent alors comme toniques et astringents, modifient rapidement les surfaces muqueuses, et rendent à l'intestin le ton et les forces nécessaires à l'accomplissement de ses importantes fonctions.

4) Vers intestinaux.

Les vers intestinaux ne résistent pas longtemps à l'action de l'eau de Soultzbach, soit qu'elle soit mortelle à ces parasites en raison de la quantité infinitésimale d'arsenic qu'elle contient, soit que par les modifications qu'elle imprime aux surfaces intestinales, ces animaux ne se trouvent plus dans le milieu qui leur convient; il n'en est pas moins avéré qu'ils disparaissent rapidement, surtout chez les enfants.

Engorgements du foie et de la rate. — Calculs biliaires. — Jaunisse.

Que l'engorgement du foie soit le résultat d'une simple stase sanguine, ou bien qu'il soit dû à une hépatisation simple, l'action de l'eau de Soultzbach n'en sera pas moins favorable dans les deux cas. En effet, par ses sels de soude et de potasse elle agira d'une manière très-efficace dans les cas de ce genre, en augmentant la secrétion biliaire; d'un autre côté le fer contenu dans cette eau provoquera le retrait des canaux du foie par son action tonique et stimulera en même temps le mouvement intestinal et la circulation. On comprend parfaitement, d'après cela, que si d'une part les canaux du foie se reserrent, et que, de l'autre, l'activité de la circulation augmente en raison de la diminution du calibre des vaisseaux produite par l'effet tonique du fer, les engorgements hépatiques disparaissent rapidement sous cette influence.

Nous pourrions dire encore que les alcalis ont la propriété de rendre le sang plus liquide, et que dès lors le sang circulant plus librement, on s'explique facilement les cas de guérison de ce genre qu'on observe si souvent à Soultzbach. Nous n'oserions pas affirmer qu'on obtiendrait des résultats aussi heureux dans les cas de dégénérescence du foie, mais il serait presque permis de l'espérer, car enfin quels résolutifs plus puissants que la soude et la potasse, et quel altérant plus efficace que l'arsenic dans les cas de dégénérescence cancéreuse? Nous éviterons les répétitions en parlant de l'action de l'eau de Soultzbach sur les engorgements de la rate; elle est aussi efficace dans ces cas que dans ceux du foie.

Quant aux calculs biliaires, on connait le mécanisme de leur formation, et l'action dissolvante du carbonate de soude sur le mucus qui leur sert souvent de ciment comme aux calculs urinaires. L'eau de Soultzbach, dans ces cas, agira en désagrégeant ces calculs lorsqu'ils seront formés par la matière colorante jaune ou verte de la bile unie à du mucus biliaire concret. Dans les calculs d'une autre nature chimique elle agira en augmentant la secrétion de la bile et en la rendant alcaline.

5) *Hémorrhoïdes et flux hémorrhoïdal.*

Les hémorrhoïdes dépendent le plus souvent d'une vie trop sédentaire; les vaisseaux sont dans un état de dilatation permanent et perdent par là leur contractilité; d'autres fois elles sont le résultat d'une diarrhée chronique, ou bien encore d'une constipation habituelle dépendant d'un défaut de circulation du foie. Dans tous les cas, l'activité que l'eau de Soultzbach imprime à toute la circulation en général et surtout à celle de la veine porte, agit d'une manière très-favorable sur ces stases sanguines en rendant le sang plus liquide et en reserrant les tuniques des vaisseaux dilatées, en vertu de son action sur la contractilité. C'est par le même mécanisme qu'elle empêche le retour de ces congestions.

6) *Chlorose. — Anhémie. — Aménorrhée. — Dysménorrhée.*

Les maladies dans lesquelles l'eau de Soultzbach agit le plus promptement et le plus sûrement sont, sans contredit, la chlorose et toutes les anhémies caractérisées par une décoloration des tissus et reconnaissant pour cause principale la diminution des globules sanguins. Nous n'essayerons pas de tracer dans ce court opuscule les symptômes de la chlorose: ils sont trop connus pour que cette description soit nécessaire. Disons sommairement que les individus des deux sexes atteints de cette affection, présentent comme symptômes saillants: la flaccidité des chairs, la pâleur verdâtre ou jaunâtre de la peau qui présente l'aspect de la cire. Les malades éprouvent de l'essoufflement au moindre mouvement, avec palpitations de cœur, bruit de soufle dans la région du cœur, bruit de diable dans les artères principales, syncopes fréquentes, crampes d'estomac, névralgies faciales le plus souvent intermittentes, etc. Enfin, le sang présente les anomalies dont nous avons parlé plus haut. Ces symptômes ne sont pas toujours aussi apparents et il n'est pas rare de trouver des jeunes filles à la face colorée présentant tous les signes organiques de la chlorose. Cette maladie du sang entraîne avec elle l'anhémie, dont on a voulu à tort faire une maladie distincte, l'aménorrhée, la dysménorrhée et tous les troubles nerveux qu'elles occasionnent. L'eau de Soultzbach sera employée avec le plus grand succès dans les cas que nous venons d'énumérer, dans les douleurs utérines qui précèdent ou accompagnent les règles. Le fer associé à un régime tonique convenable, est le médicament le plus efficace dans les affections de ce genre ; aussi les jeunes filles atteintes de cette affection, se trouvent-elles très-bien après un séjour de quelques semaines aux eaux de Soultzbach ; l'air pur et balsamique des montagnes ne contribue pas peu à ramener sur ces visages flétris par l'anhémie chlorotique, le coloris de la jeunesse et de la santé. Les névralgies intermittentes dépendant d'un état chlorotique, disparaissent aussi rapidement que la cause qui leur a donné naissance.

7) *Stérilité.* — *Maladies du système utérin.*

D'après ce que nous avons déjà dit de l'action spéciale et excitante du fer sur l'appareil reproducteur, on comprend d'avance de quelle utilité sera l'eau de Soultzbach dans tous les cas de stérilité indépendants d'une lésion organique et reconnaissant pour cause l'état d'atonie de tout le système utérin.

On sait aussi combien les jeunes femmes sont sujettes aux avortements, et quels symptômes fâcheux ces accidents entraînent à leur suite ; dans ces cas, malheureusement trop nombreux, l'eau de Soultzbach, prise à l'intérieur, en bains et en douches produit des effets très-favorables, en évitant le retour de ces accidents en tonifiant et en régularisant la vitalité de l'utérus.

Chez les jeunes femmes enceintes qui ont encore conservé pendant leur grosesse quelques traces de chlorose, l'usage des eaux de Soultzbach sera utile à un double point de vue, d'abord pour la mère, en lui rendant la santé et en faisant cesser les accidents nerveux dépendant de.la chlorose et qui rendent les grosesses si pénibles chez les primipares, et en dissipant la crainte d'une hémorrhagie lors de l'accouchement; en second lieu pour l'enfant qui naîtrait peut-être avec une prédisposition à la chlorose.

Dans les cas indiqués plus haut, et dans l'aménorrhée dépendant aussi d'un état atonique de l'appareil utérin, les douches internes et externes, suivant les indications du médecin, feront un complément souvent indispensable du traitement.

8) Leucorrhée.

L'action vraiment tonique et légèrement astringente de l'eau de Soultzbach, agit avec une grande efficacité sur toutes les secrétions muqueuses; elle diminue celles qui sont exagérées en redonnant aux tissus le ton dont ils manquaient. Les malades atteintes de cette affection si répandue se trouvent parfaitement de l'emploi de l'eau de Soultzbach en boisson, en bains et en injections.

9) Engorgements. — Ulcérations de l'utérus.

Cette eau a une efficacité réelle dans le traitement des maladies de l'utérus, non seulement dans les engorgements atoniques de cet organe et de ses annexes, accompagnés d'érosions du col, de leucorrhées fétides et sanguinolentes, mais encore dans les dégénérescences de l'utérus. Ainsi un de mes confrères les plus recommandables de l'Al-sace m'écrit: « Je connais une dame âgée de cinquante et quelques « années affectée depuis plus de 15 ans d'une induration évidemment « squirreuse de la matrice, dont l'affection depuis 8 ans est enrayée « par l'usage des eaux et des bains de Soultzbach. A la fin de l'hiver « elle est toujours affaiblie; les douleurs augmentent, l'irritabilité « nerveuse est considérable; habituellement anhémique, elle a jusqu'à « des lypothimies vers cette époque. Au mois de juin ou juillet elle « va à Soultzbach, y reste deux mois; elle revient à la vie, reprend « de l'appétit, des forces; les douleurs disparaissent et son état s'amé- « liore, c'est-à-dire que sous l'influence non seulement des eaux à « l'intérieur et des bains, mais aussi des injections, les tissus malades « perdent leur couleur gris sale, deviennent rosés, se cicatrisent; en « un mot, ce squirre n'est pas encore arrivé depuis ce grand nombre « d'années à l'état de carcinôme, et j'attribue cet effet aux eaux de « Soultzbach. »

*10) Catarrhe de la vessie. — Blennorrhagie chronique. — Incontinence
d'urine chez les enfants et les vieillards.*

C'est principalement en changeant les qualités chimiques de l'urine
que l'eau de Soultzbach, en modifiant les tissus de la muqueuse de la
vessie, change la vitalité de cet organe et en augmente la contractilité
par l'action du fer. Cette action est très-évidente dans les cas d'incontinence d'urine qui accompagnent presque toujours cette affection
chez les vieillards.

Chez les enfants, le professeur Mieg et le docteur Hausmann ont vu
cesser les incontinences d'urine dépendant d'un état de faiblesse, en
soumettant les petits malades à l'usage de cette eau en bains et à l'intérieur. Dans la blennorrhagie, l'eau agit certainement comme dans le
catarrhe de la vessie par la modification des tissus produite elle-même
par celle de l'urine.

11) Gravelle. — Calculs urinaires.

L'emploi des eaux de Soultzbach est très-recommandée dans les
maladies des voies urinaires et surtout dans la gravelle et les calculs
urinaires ; l'action dissolvante du carbonate de soude est rapide dans
ces affections, et un grand nombre de calculeux viennent tous les ans
demander leur guérison à ces eaux. Elles peuvent donc rivaliser avec
avantage, avec Contrexeville, Vichy et toutes les eaux alcalines qui
sont tant recommandées dans les maladies calculeuses. Nous pourrions
citer bon nombre d'observations de guérison recueillies par nos confrères du Haut-Rhin ; mais nous supposons trop de sagacité aux médecins qui liront cet opuscule, pour surcharger ce travail d'observations superflues ; la simple lecture de l'analyse de M. le professeur
Oppermann suffira pour faire voir les avantages qu'on peut retirer de
cette eau dans les néphrites produites par la gravelle ou par les calculs
urinaires, surtout par ceux composés d'acide urique. Au reste les
vertus lithontriptiques du carbonate de soude ne sont mises en doute
par personne, et les auteurs les plus recommandables ont établi cette
action sur les calculs, d'une manière incontestable.

Si nous voulions prouver la supériorité de l'eau de Soultzbach, dans
ces cas, sur les autres eaux alcalines non ferrugineuses, nous dirions
que parmi les différentes sources de Vichy, celle qui paraît produire
les meilleurs résultats, est précisément celle qui a l'avantage d'être
un peu ferrugineuse. En résumé, l'eau de Soultzbach sera employée

avec succès toutes les fois qu'il sera utile d'enlever aux urines leur acidité, de les rendre alcalines et d'empêcher par là la production de l'acide urique.

12) Affections du système nerveux.

C'est surtout dans les troubles si variés et si nombreux du sytème nerveux que l'eau de Soultzbach est très-utile; ces névroses se traduisent chez les uns par l'hystérie avec tout son cortége d'aberrations de la sensibilité morale, dans l'hypochondrie, la mélancolie dépendant de causes morales, de chagrins, ou d'obstructions abdominales; dans le spleen, enfin dans toutes ces variétés nombreuses de la mélancolie. Cette eau agit aussi très-efficacement dans les affaissements nerveux dépendant de travaux de cabinet trop prolongés, ou d'excès de tous genre; dans l'épilepsie dépendant de cette dernière cause, et dans la chorée (danse de St.-Guy); dans les migraines, dans les angoisses subites qui plongent quelques fois les malades dans un découragement profond avec dégoût de la vie. Enfin, dans tous les cas où il s'agit de relever le système nerveux et dans toutes les nevroses caractérisées par un trouble de la sensibilité physique et morale.

13) Scrophules. — Rachitisme.

Les alcalis contenus dans l'eau de Soultzbach ont une action dissolvante sur tous les organes glanduleux; ainsi dans les engorgements des glandes du cou, dans celles du mésentère, elle sera très-utilement employée.

Dans le rachitisme qui est ordinairement un des symptômes des scrofules, l'action de l'eau de Soultzbach sera encore très-utile en raison de l'action des sels de chaux et de fer qu'elle contient en assez grande quantité. Les effets reconstitutifs de ces agents sont trop connus pour que nous essayons de les faire ressortir davantage.

14) Catarrhe pulmonaire chronique.

L'activité que l'eau de Soultzbach imprime à toutes les sécrétions muqueuses, devient très-utile dans les cas de catarrhe pulmonaire chronique. Elle excite le système vasculaire des poumons, augmente sa contractilité par son action tonique, modifie la vitalité de la muqueuse par les sels alcalins qu'elle contient; enfin la sécrétion bronchique augmente d'abord sous son influence et diminue graduellement.

15) Phthisie.

L'eau de Soultzbach rend aussi de très-grands services dans les cas de phthisie au premier et au second degré ; elle agit dans cette maladie comme dans les scrophules ; en augmentant les fonctions de l'absorbtion elle opère la résolution des tubercules. Les phthisiques en général se trouvent très-bien des préparations ferrugineuses ; les eaux minérales qui contiennent ces principes et en outre des résolutifs aussi puissants que la soude et la potasse doivent donc agir d'une manière très-efficace dans le traitement des maladies tuberculeuses. L'eau de Soultzbach active la circulation pulmonaire ralentie par des stases sanguines qui deviennent plus tard des foyers d'inflammation tuberculeuse. Les malades atteints de cette affection se trouvent très-bien des préparations iodées et ferrugineuses, et ce traitement est encore en définitive celui qui parait réussir le mieux dans cette redoutable maladie qui, très-souvent, est liée à un état anhémique. On peut donc employer dans ces cas l'eau de Soultzbach coupée avec du lait comme celle d'Ems, à laquelle on attribue tant de succès.

16) Goutte.

La goutte, d'après M. Petit, reconnait pour cause un excès d'acide urique dans le sang, à tel point que cette maladie alterne presque toujours avec la gravelle rouge. La science vient encore corroborer cette opinion en démontrant d'une manière positive que les tophus, qu'on trouve sur les articulations des goutteux, sont presque tous formés d'urate de soude. C'est donc l'acide urique qui joue ici le rôle principal comme dans la gravelle rouge. Chez les goutteux il y a surabondance d'acide urique ; lorsque la sécrétion urinaire est trop peu abondante pour éliminer cet acide, il se porte alors sur différents organes, surtout sur les tissus fibreux des articulations, et détermine ce qu'on appelle une attaque.

D'après cette théorie, les eaux alcalines feraient disparaître cette prédisposition en neutralisant l'excès d'acide urique qui se trouve dans le sang. Nous ne voulons pas dire par là que les alcalis guérisent radicalement la goutte, mais il est certain qu'ils éloigneront au moins les accès, et que par l'emploi des eaux alcalines la diathèse goutteuse diminuera d'intensité.

17) Maladies de la peau.

Nous avons déjà sommairement passé en revue les maladies de la peau qui peuvent être favorablement modifiées par l'emploi des eaux de Soultzbach, en parlant de l'action pharmaco-dynamique de leurs principes minéralisateurs. Nous énumérerons rapidement les affections cutanées qui se guérissent le plus souvent sous l'influence des eaux qui nous occupent. Ce sont : le prurigo, l'eczéma des oreilles et des parties génitales, l'herpès, toutes les variétés de l'impétigo, les dartres aiguës et chroniques, le pemphigus, la gale invétérée, enfin toutes les affections du tissu cutané. Nous avons déjà expliqué l'action des alcalis et de l'arsénic contenus dans cette eau, en traitant de son action pharmaco-dynamique. Nous n'y reviendrons pas.

18) Hydropisies.

Parmi les diurétiques employés dans le traitement des hydropisies, les eaux minérales alcalines jouent un rôle important en raison de leur action spéciale sur la sécrétion urinaire. L'eau de Soultzbach peut donc rendre d'immenses services dans ces maladies. Comme toutes les eaux alcalines elle a un avantage marqué sur les préparations pharmaceutiques de ce genre, c'est d'être facilement supportée par l'estomac (en raison de la grande quantité d'acide carbonique qu'elle contient), et de ne pas produire, comme ces dernières, ces irritations gastriques, ces troubles intestinaux qui forcent souvent le médecin à cesser l'usage des diurétiques ordinairement employés dans les différentes hydropisies.

Terminons ce tableau nosologique en disant encore que ces eaux réussissent parfaitement dans le traitement des fièvres tierces rebelles, dans les névralgies à type régulier ou irrégulier (tic douloureux de la face). Elles sont un auxiliaire utile dans le traitement de la rougeole et de toutes les affections morbilliaires, en la mêlant dans ces derniers cas avec un peu de lait chaud ; dans les convalescences des fièvres graves (fièvres muqueuses, fièvres ataxiques, fièvres typhoïdes), à des degrés différents.

CONTRE-INDICATIONS DES EAUX DE SOULTZBACH.

Les eaux de Soultzbach sont contre-indiquées :

1º Dans toutes les affections aiguës des muqueuses. Dans les affections de l'estomac et du tube digestif lorsqu'elles sont dues à un état inflammatoire de la muqueuse gastrique ou intestinale. (Gastrite aiguë. — Dysenterie).

2º Dans les affections aiguës de la poitrine. Dans la phthisie au troisième degré avec fièvre et ramollissement des tubercules. Dans les hémoptysies actives, dans les états tuberculeux avec tendance aux hémorrhagies.

3° Dans les cas de phlétore bien constatée, avec prédisposition à l'apoplexie et aux hémorrhagies actives.

4° Dans les affections aiguës de la matrice et dans les cas d'hémorrhagies actives de cet organe.

5° Dans les cystites aiguës et dans toutes les inflammations aiguës du canal de l'urethre.

Chapitre IX.

MODE D'ADMINISTRATION DES EAUX DE SOULTZBACH.

Les eaux de Soultzbach s'administrent sous plusieurs formes :
1° A l'intérieur en boissons.
2° A l'extérieur en bains et en lotions.
3° En injections et en lavements.
4° En douches ascendantes et descendantes.

On boit habituellement l'eau à la source, le matin de 5 à 8 heures suivant la saison. On commencera par boire deux à trois verres les premiers jours, en laissant entre chaque verre des intervalles de 10 à 15 minutes pendant lesquels on aura soin de se promener. On ne boira un second verre que lorsqu'on sentira que le premier est passé, et ainsi de suite, de manière à ce que l'eau soit bien digérée avant d'en boire davantage; le nombre des verres se réglera d'après cette indication, et dans tous les cas on n'en augmentera le nombre que successivement et d'un verre par jour seulement.

Quelques personnes ne peuvent supporter l'eau froide le matin; dans ces cas il faudra mélanger l'eau minérale avec un peu de lait chaud ou d'eau chaude, ou la tempérer au bain-marie. De cette manière elle sera mieux supportée par l'estomac; elle doit avant tout être administrée selon la convenance et le tempérament des malades. Si le temps est par trop froid et trop humide, on fera bien de se faire apporter l'eau dans la grande salle, où l'on se promène à couvert. Les personnes très délicates pourront la boire au lit; dans ce cas il faudra en réduire la dose. On continuera en augmentant le nombre de verres jusqu'à cinq le matin. On peut aussi la boire aux repas, coupée avec du vin, surtout dans les cas de digestions acides. La plupart des malades prennent leur bain après avoir bu de l'eau et déjeûnent ensuite; d'autres déjeûnent après la promenade et se baignent avant le dîner. En général, nous pensons que les malades feraient mieux, ou de se baigner avant de boire l'eau, car en entrant dans le bain immédiatement après avoir bu, on provoque à la périphérie du corps une réaction qui empêche l'eau d'agir sur les organes digestifs, ou de prendre leur bain deux à trois heures après le déjeûner et de faire une promenade avant diner. Ces principes varieront suivant la saison et l'habitude des individus.

Les malades doivent, en sortant du bain, se donner assez de mouvement pour que la réaction se fasse sentir; ceux d'une grande débilité et chez lesquels la calorification se fait difficilement, feraient très-bien de se coucher quelques instants après le bain, de manière à provoquer une forte réaction à la peau et à appeler par là la circulation à la périphérie du corps.

Chapitre X.

CIRCONSTANCES ACCESSOIRES AU TRAITEMENT.

Lorsqu'on suit un traitement aux bains, il faut s'astreindre à un régime et à une hygiène convenables. A Soultzbach, l'air vif des montagnes excite l'appétit; la table de l'établissement est parfaitement servie et assez variée pour que chaque baigneur puisse choisir les mets qui conviennent à son état; on apporte les soins les mieux entendus à leur préparation, en même temps qu'on y observe les plus strictes règles de l'hygiène.

La saison des bains de Soultzbach commence le 15 mai et finit seulement dans les derniers jours de septembre ou au commencement d'octobre; c'est là un avantage que leur situation leur donne sur ceux d'outre Rhin qui ne sont fréquentables qu'en plein été.

Chapitre XI.

GÉOLOGIE.

Les couches géologiques de la vallée de Wasserbourg sont un composé de terrain granitique entrecoupé de mamelons et de talus de terre glaise, aux flancs de la vallée du côté est, et à la sortie des vallicules, probablement de la boue glaciaire. On rencontre également des traces nombreuses de glaciers, des moraines, des pierres striées le long du vallon.

Lorsqu'on a réparé la source on a trouvé au-dessous des fondations plusieurs mineraux qu'on peut classer comme il suit :

1° Du gneiss passant au mica-schiste.

2° Du porphyre rouge feldspathique.

3° Un conglomérat granitique avec ciment de fer limoneux (hydraté).

4° Du granite.

5° Brèche gneisique à ciment de fer limoneux.

Chapitre XII.

EAU BALSAMIQUE DE SOULTZBACH.

L'eau de Soultzbach s'emploie encore sous une autre forme, nous voulons parler de l'eau balsamique. Lorsque Mézius écrivit son ouvrage sur ce sujet (1616) il était alors d'usage de combiner des substances balsamiques avec l'eau de la source ; il recommande dans certains cas des conserves faites de cette façon ainsi que d'autres préparations de ce genre ayant toutes la même base. Il dit que ce mode d'emploi produit des résultats très-avantageux dans certaines affections des muqueuses et dans d'autres cas qu'il cite.

Depuis cette époque, l'idée générale de Mézius s'est répandue dans les montagnes environnantes, et les habitants de ces contrées ont l'habitude de s'administrer plus ou moins empiriquement cette eau sous le nom de *Tannen-wasser*.

Le principe ferrugineux que contiennent les eaux de Soultzbach, étant par lui-même un puissant moyen thérapeutique dans les affections cattarrhales avec atonie des muqueuses, elles deviendront plus efficaces encore en y associant le principe balsamique des résineux.

Le bon résultat de l'emploi des balsamiques sont tellement connus, qu'il serait superflu de détailler ici les maladies dans lesquelles l'eau de Soultzbach, sous cette forme, pourra être considérée comme un puissant moyen curatif.

Les personnes qui voudront l'employer seront à cet égard parfaitement guidées par les conseils de leurs médecins.

Les eaux de Soultzbach s'expédient en cruchons ou en bouteilles, dont les bouchons sont ficellés et goudronnés. Pour prémunir le public contre la falsification, chaque cruchon ou bouteille porte le cachet de l'établissement : « EAU MINÉRALE DE SOULTZBACH ». Ces eaux se conservent parfaitement; nous en avons bu qui dataient de plusieurs années et avaient conservé toutes leurs propriétés.

A. ROBERT,
docteur-médecin.

APPENDICE.

SOULTZBACH ET SES ENVIRONS.

La petite ville de Soultzbach, aujourd'hui bien déchue de son importance, relevait autrefois des ducs de Lorraine. Les Schauenbourg de Herlisheim succédèrent dans ce fief aux Hattstatt. On apperçoit encore les restes des murailles qui lui servaient d'enceinte et des tours qui la flanquaient. Située presqu'à l'entrée d'un vallon latéral de la grande vallée de Munster, son élévation est de 300 mètres au-dessus du niveau de la mer. Elle n'est distante de Colmar que de 14 kilom., et l'on y parvient par une route magnifique qui, après avoir traversé l'une des parties les plus fertiles de la belle plaine d'Alsace, pénètre dans la vallée de St.-Grégoire, l'une des plus luxuriantes de la chaîne des Voges.

Le vallon, dans lequel se trouve Soultzbach et ses bains, s'ouvre au Nord-Est sur cette vallée et aboutit au Sud-Ouest au pittoresque village de Wasserbourg dominé par son château, où il se trouve complétement fermé par de hautes montagnes. Il a une lieue et demie environ d'étendue, et sa plus grande largeur ne dépasse pas cinq cent mètres.

Un ruisseau limpide et abondant en truites excellentes le traverse dans toute sa longueur. Il est peu de contrées offrant des paysages plus variés et plus ravissants que ceux que réunit ce petit vallon, en même temps que sa disposition particulière le rend inaccessible aux courants d'air, avantage inappréciable pour les malades. La nature, on le dirait, s'est plu à combler de ses richesses ce petit coin de terre. Tantôt riants, tantôt sévères et grandioses, les sites des montagnes environnantes offrent au touriste émerveillé les jouissances les plus vives. Le géologue et le botaniste ne trouveront nulle part plus riche moisson, qui, pour rencontrer des documents nombreux pour l'étude de certaines périodes de notre globe, qui, pour réunir sur un même point les plantes des climats tempérés et celles des hautes régions alpestres. D'un autre côté, on trouve, à chaque pas, dans ces montagnes les ruines encore imposantes d'abbayes et de châteaux, débris précieux et authentiques d'un passé bien loin de nous.

C'est assez dire combien de récréations et de charmes se peuvent procurer ceux que les exigences de la maladie, ou que le besoin de repos, conduiront aux bains de Soultzbach. De ce point, comme centre, et dans un rayon peu étendu, on rencontre sur son chemin toutes les merveilles de la nature, de l'art et de l'industrie : les manufactures de MM. Hartmann, les papeteries de MM. Kiener, et divers autres établissements industriels très-importants ; le Daren-Sée et sa digue cyclopéene, la Schlucht et sa route monumentale, le Hohneck et ses abîmes. Plus près, le Stauffen qui domine à l'Est le vallon de Soultzbach, le Strohberg qui le ferme au Sud-Ouest. A une heure de marche et par des chemins ombreux et accidentés, les châteaux de Schranckenfels, de Haneck, de Burgthal ; celui de Schwartzenburg, qui commandait le val de St.-Grégoire et auquel on parvient aujourd'hui en traversant un parc anglais et des jardins délicieux d'où l'œil étonné découvre toutes les splendeurs de cette partie des Vosges et de la vallée du Rhin. Un peu plus loin et dans la direction opposée, les restes du château de Hohen-Hattstatt, le Plixbourg et le Hohen-Landsberg, le Hageneck et les châteaux d'Eguisheim qui couronnent l'avant-plan de la chaîne et dominent la plaine d'Alsace

En traversant la vallée de Munster, le monastère des Trois-Epis; le tombeau du Géant, qui élève son front rocheux à 1100 mètres au-dessus du niveau de la mer; le vieux château du Honack; le plateau de Labaroche; les lacs blanc et noir; les ruines de l'ancienne et célèbre abbaye de Pairis. Dans ces parcours, à chaque instant, des sommets dominants qui permettent à la vue d'embrasser le pays depuis la flèche de Strasbourg jusqu'au Jura, le cours du Rhin, la magnifique chaîne de la Forêt-Noire et le panorama des Alpes.

Au Sud-Ouest, le château de Wasserbourg; le Strohberg; le ballon de Guebwiller, le point le plus élevé des Vosges; le lac du ballon; les ruines de l'abbaye de Murbach.

Qu'à tant de sujets de distraction, d'étude, ou de recueillement, on joigne l'avantage d'un air pur, embaumé, d'une température égale, et l'on demeurera certain qu'il est peu de séjours plus attrayants que celui des bains de Soultzbach.

COMMUNICATIONS.

Les communications avec Soultzbach sont des plus faciles. Les chemins de fer de Paris-Strasbourg, de Strasbourg-Bâle, les nombreuses voies qui existent entre l'Alsace, les Vosges et la Franche-Comté, permettent de s'y rendre de tous côtés. C'est à la station de Colmar qu'on doit quitter la ligne de fer. On trouve là plusieurs voitures publiques faissant le service de Colmar à Munster, deux fois dans la journée. Au besoin, des voitures particulières.

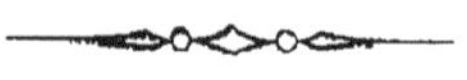